王海昌冠脉介入操作技巧丛书

总主编　王海昌　张东伟

急诊术中
主动脉夹层的识别与处理

主　编　王海昌　张东伟

西北大学出版社
·西安·

图书在版编目(CIP)数据

急诊术中主动脉夹层的识别与处理 / 王海昌，张东伟主编. — 西安：西北大学出版社，2023.5

（王海昌冠脉介入操作技巧丛书 / 王海昌，张东伟总主编）

ISBN 978 - 7 - 5604 - 5126 - 8

Ⅰ．①急…　Ⅱ．①王…②张…　Ⅲ．①主动脉疾病—血管外科手术　Ⅳ．①R654.3

中国国家版本馆 CIP 数据核字（2023）第 084547 号

急诊术中主动脉夹层的识别与处理

JIZHEN SHU ZHONG ZHUDONGMAI JIACENG DE SHIBIE YU CHULI

总 主 编	王海昌　张东伟
主　　 编	王海昌　张东伟
出版发行	西北大学出版社
地　　 址	西安市太白北路 229 号
邮　　 编	710069
电　　 话	029 - 88303310　029 - 88303593
网　　 址	http：//nwupress.nwu.edu.cn
电子邮箱	xdpress@nwu.edu.cn
经　　 销	全国新华书店
印　　 装	西安华新彩印有限责任公司
开　　 本	787mm×1092mm　1/16
印　　 张	16.5
字　　 数	350 千字
版　　 次	2023 年 5 月第 1 版　2023 年 5 月第 1 次印刷
书　　 号	ISBN 978 - 7 - 5604 - 5126 - 8
定　　 价	295.00 元

如有印装质量问题，请与本社联系调换，电话 029 - 88302966。

《急诊术中主动脉夹层的识别与处理》

编纂委员会

主　编　王海昌　西安国际医学中心医院心脏病医院
　　　　张东伟　空军军医大学唐都医院

编　者　（按姓氏拼音排序）

安国辉　玉田县医院

白玉云　酒钢医院

边晓菊　德阳市第二人民医院

陈　琪　原平市第一人民医院

陈以明　肇庆市第二人民医院

程　锦　空军军医大学唐都医院

程王生　景德镇市第二人民医院

程云涛　济宁医学院附属医院

程震锋　湖州市中心医院

春玉虎　宝鸡市中心医院

代振涛　沧州市人民医院

党宏伟　宝鸡市中心医院

杜鹏荣　榆林市第四医院

段军仓　金华市中心医院

方填源　茂名市中医院

冯　品　空军军医大学唐都医院

高海旺　潞安集团总医院

顾明标　盐城市第一人民医院

关月娥　珠海市人民医院

郭　鹏　辽阳市中心医院

郭万刚　空军军医大学唐都医院

韩旭东　台安县恩良医院

郝增光　安阳地区医院

何冀芳　首都医科大学附属北京朝阳医院

洪志斌　天水市第一人民医院

侯胜龙　黑龙江省医院

胡　波　山东省立医院

胡　涛　空军军医大学西京医院

胡尚民　密山市人民医院

胡文志　南京医科大学第二附属医院
户克庆　济南市中心医院
黄建国　醴陵市中医院
贾　和　吉林油田总医院
贾新东　张家口宣钢医院
金　华　清华大学玉泉医院
兰永昊　北京积水潭医院
李北方　鹤壁市人民医院
李　宾　咸宁市中心医院
李东升　武汉市第三医院
李　明　河南中医药大学第一附属医院
李宇琛　义乌復元第一医院
李　智　汕头大学医学院第二附属医院
廖成标　河源市人民医院
廖远雄　惠东县人民医院
刘柏刚　九台区人民医院
刘　斌　沧州市人民医院
刘建立　潍坊医学院附属医院
刘　君　广东省第二人民医院
刘　亮　大庆油田总医院
刘翔宇　焦作市人民医院
罗　巍　湖南省人民医院
马国强　乳山市人民医院
马鹏超　新疆生产建设兵团第一师医院
马永俊　原阳县人民医院
孟令东　青海红十字医院
潘　颖　灵宝市第一人民医院
彭凌云　眉山市人民医院
邱建军　阿勒泰地区人民医院
仇昌智　钦州市第二人民医院
任　何　空军军医大学唐都医院
沈　哲　无锡凯易医院
孙爱国　哈尔滨市双城区人民医院
涂应锋　哈尔滨医科大学第四附属医院
王　芳　黔东南州人民医院
王枫岭　河南省胸科医院
王海鹏　苏州大学附属第一医院
王鹏飞　新容奇医院
王雪涛　济宁市第二人民医院

王跃明　日照市东港区人民医院
王子超　包头医学院第二附属医院
吴家宽　南京同仁医院
谢登海　贵州医科大学附属医院
谢宇洲　广州医科大学附属第二医院
谢振宏　武警广东省总队医院
徐精卫　东平县人民医院
杨　兵　什邡市第二人民医院
杨顺清　盐城市第三人民医院
杨　勇　四川省第四人民医院
杨兆瑞　宜春市人民医院
姚长青　德州市中医院
殷拥军　成都中医药大学附属医院
于　军　宝鸡市第三人民医院
张　宾　河北北方学院附属第一医院
张博晴　南京医科大学第二附属医院
张超伟　郑州大学第一附属医院
张明玺　武汉市中医医院
张　鸥　南阳医学高等专科学校第一附属医院
张　微　空军军医大学唐都医院
张永红　巩义瑞康医院
郑　望　上海中医药大学附属龙华医院
郑晓晖　阜外华中心血管病医院
周　聪　南方医科大附属小榄医院
周　刚　四川省科学城医院
周　恒　襄阳市第一人民医院
周慧良　咸宁市中心医院
朱坤鹏　广东医科大学附属医院

前　言

　　主动脉夹层发病突然、凶险，如果不能及时识别和确诊，后果严重，部分患者会发生猝死。主动脉夹层的发病和临床表现有其特点，正确识别主动脉夹层是每一位心血管科医生、急诊医生必须掌握的基本技能。

　　本书收录了部分 DrKing App 中的主动脉夹层病例，特别是进行冠状动脉造影的主动脉夹层病例，并根据作者自己的经验对病例进行了认真细致的点评和操作要点讲解，希望能给大家提供更多主动脉夹层术中的影像学特点，根据影像学线索尽早识别主动脉夹层，及早采取正确的处理方法，以期获得最佳临床治疗效果。本书具有极强的实用性。扫描每个病例后面的二维码观看 DrKing App 原始病例视频，配合阅读本书，效果更佳。

　　作者对提供精彩病例的术者同行表示衷心的感谢和崇高敬意。他们精湛的技术和认真的工作态度使作者受益良多，是他们用自己的时间和健康换取了患者的生命。

　　每例患者的诊治过程都需要多位医护技人员参与，手术可能在工作时间内进行，也可能在深夜或节假日、周末进行，他们没有任何怨言，满怀激情投入到抢救患者生命的工作中。

　　本书展示的病例均得到了医护人员的最高尊重和最佳治疗，并在认真随访之中。为保护术者和患者隐私，编撰过程中隐去了术者、患者的相关资料，请勿揣测出处。如造影和治疗结果与某位患者相似，纯属偶然。

　　本书没有完整介绍患者的病史和全身状况，只是根据影像学结果进行相关的操作分析点评和总结，重点讲解术中特别需要关注的线索及可以采用的处理策略和方法，多只针对影像学特点。所进行的点评也只是单纯的学术探讨，不代表该患者的治疗方法对错，更不代表术者的水平高低。操作策略制定、器械和药物选择及操作方法是术者根据当时患者的具体情况决定的，并认为在当时的情况和条件下是最佳的，临床结果也证明是最有效的，但在不同环境和不同条件下不同的术者会采取不同的策略和不同的处理方法，点评只是扩展了手术策略和方法选择，对读者临床工作中遇到的具体情况只有借鉴意义。当您在临床处置时一定要根据患者的整体状况具体分析，采取您认为最佳的方法进行处理。本书对依据本书而进行的医疗行为后果不承担责任。

由于作者水平有限，书中点评及操作要点总结只是作者的个人观点，一定存在不足之处或不正确之处，欢迎广大专家、同行批评指正。您可以在并发症群直接联系我们，或者在 DrKing App 相关病例后留言处发表您的意见和建议。您的意见和建议会对今后出版的系列丛书起到非常重要的作用。

再次感谢您阅读《急诊术中主动脉夹层的识别与处理》，也同时恳请大家继续关注陆续出版发行的"王海昌冠脉介入操作技巧丛书"其他图书。

编　者

2023 年 3 月 1 日于西安

目 录

病例 1

患者男性，50 岁，主诉突发持续胸痛 2 小时伴右下肢麻木。急诊入院测血压 86/52mmHg，心电图见图 1-1（介入医生没看过患者，跳进了"大坑"）。

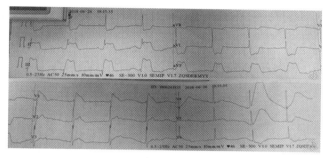

图 1-1

根据症状、心电图初步诊断为急性心肌梗死，即刻行冠状动脉造影检查（图 1-2、图 1-3）：奇怪，怎么左冠状动脉没问题？造影检查时左冠状动脉是有导管摆动的。

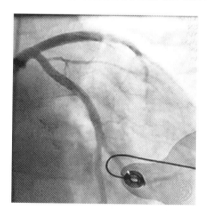
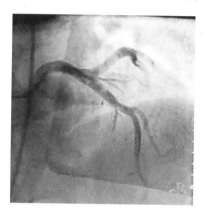

图 1-2   图 1-3

右冠状动脉开口严重狭窄（可见导管摆动，不能完全进入冠状动脉内）；重复造影发现右冠状动脉闭塞，窦底形状改变，造影剂滞留（图 1-4、图 1-5）。

造影结束后患者心率 43 次/分，有癫痫发作表现，瞳孔 4.5mm，对光反射迟钝。医生一边与患者家属沟通，一边尝试开通右冠状动脉，争取有外科干预的机会，同时请外科医生会诊。

10 分钟不到，患者猝死，抢救无效。考虑主动脉夹层破裂。心脏停搏后在主动脉内造影，保留主动脉夹层证据：图 1-6 示导管头端对准夹层假腔，造影后假腔显影；回撤导管，造影可见导管在真腔（图 1-7），此时假腔内滞留的造影剂与真腔形成明显的真、假腔结构。

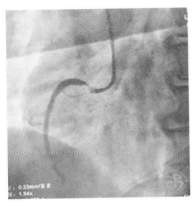

图 1-4

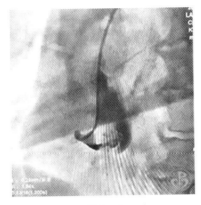

图 1-5

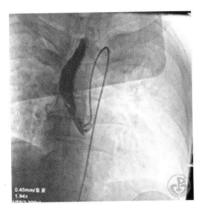

图 1-6

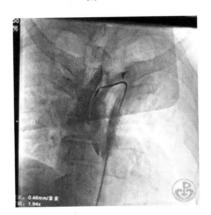

图 1-7

海昌教授点评，下列迹象提示主动脉夹层：

1　急性心肌梗死伴有神经系统障碍表现。

2　左冠状动脉正常，头位造影时可见导管摆动，导管跳出冠状动脉后可见窦底形状改变。

3　右冠状动脉远端正常，开口受压变窄，导管不能进入右冠状动脉开口，在右冠状动脉开口处摆动，呈"死亡芭蕾"样跳动。

4　调整右冠状动脉导管发现右冠状动脉开口闭塞，实际上导管从主动脉夹层真腔转动到假腔，表现为右冠状动脉开口夹层样盲端改变，窦底形状改变，失去正常窦底结构。

5　主动脉造影可见主动脉真、假腔结构，明确主动脉夹层。

扫描二维码观看原始病例视频（图 1-8）。

图 1-8

病例 2

患者男性，38 岁，胸、背痛 4 小时，诊断为急性下壁心肌梗死，由外院转入我院准备行急诊经皮冠脉介入术（percutaneous coronary intervention，PCI）治疗。

入院当天上午 10：40 上台，冠状动脉造影检查：左冠状动脉正常，右冠状动脉开口严重狭窄（线性狭窄，呈现压迫或痉挛样改变），右冠状动脉远端血管正常，血流 3 级（图 2-1、图 2-2）。

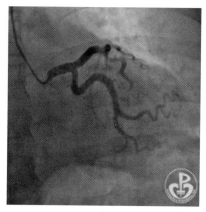 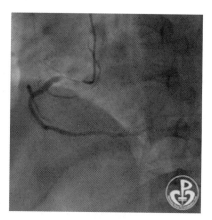

图 2-1   图 2-2

选 JR 4.0 指引导管、BMW 导丝，预扩后狭窄改善不明显，但血流 3 级（图 2-3、图 2-4）。

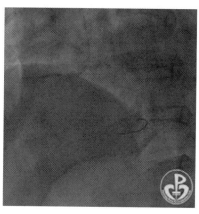 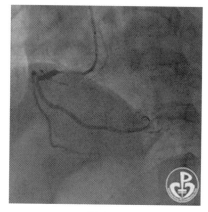

图 2-3   图 2-4

预扩后仍然严重狭窄，于右冠状动脉开口处植入 3.5×23mm 支架，支架定位时用力造影可见窦底平直形状改变，动态图像明显可见（图 2-5、图 2-6）。

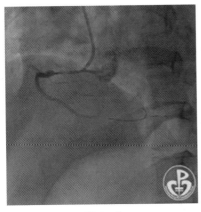
图 2-5

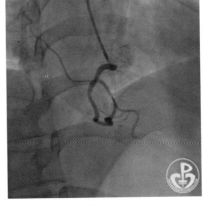
图 2-6

支架植入后右冠状动脉近段狭窄消失，血流 3 级。

上午 11：15 结束手术，术后患者送回冠心病监护治疗病房（coronary care unit，CCU）。14：00 突发病情变化；抢救无效死亡。

海昌教授点评，下列迹象提示主动脉夹层：

1 急性心肌梗死，前胸伴后背部疼痛，背痛往往是主动脉夹层表现。
2 孤立性右冠状动脉开口病变，左冠状动脉及右冠状动脉病变远端都是正常血管，没有动脉粥样硬化斑块。
3 右冠状动脉开口线性病变，呈压迫样改变，此时需要排除冠状动脉痉挛，硝酸甘油有助于鉴别。
4 右冠状动脉支架定位时大力量推注造影剂可见窦底平直，形状改变。

扫描二维码观看原始病例视频（图 2-7）。

图 2-7

病例 3

患者男性，59 岁，既往体健。突发上腹痛 2 小时入住外院，住院期间突然不省人事，抽搐，大动脉无搏动，即行心肺复苏、气管插管，经抢救恢复心跳后转入我院。

入院心电图提示三度房室传导阻滞，下壁心肌梗死（图 3－1）。

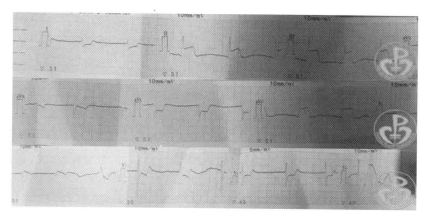

图 3－1

经股动脉入路行冠状动脉造影检查：左冠状动脉正常（图 3－2、图 3－3）。

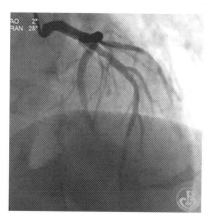

图 3－2

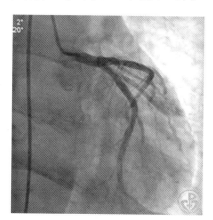

图 3－3

右冠状动脉造影检查也正常（图 3－4）。

仔细观察，右冠状动脉开口无造影剂反流，好像有血栓影，考虑右冠状动脉开口狭窄，导管深插！拉出导管在窦里造影（图 3－5）！啊！！！右冠状动脉闭塞，导管摆动明显（扫码观看视频更明显）。

导管再向外拉，在主动脉内造影，可见主动脉夹层征象（图 3－6）。

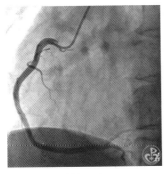 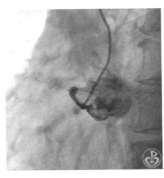 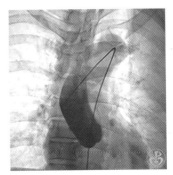

图 3-4 图 3-5 图 3-6

海昌教授点评，下列迹象提示主动脉夹层：

1　起病为上腹痛（不典型症状），病程中伴有意识丧失的神经系统障碍表现。

2　造影左冠状动脉血管完全正常，血管光滑没有斑块。

3　孤立性右冠状动脉开口病变。右冠状动脉造影检查，开口无造影剂反流，证明右冠状动脉开口病变，导管深插冠状动脉内，跨过了右冠状动脉开口病变导致。此时常规做法是将导管从右冠状动脉拉出来，在右窦里造影，可以显示右冠状动脉开口病变。

4　导管拉出冠状动脉开口造影见右冠状动脉闭塞，开口呈现一个盲腔，窦底形状改变，造影剂滞留，导管在主动脉内呈"死亡芭蕾"样大幅度跳动，证明导管在拉出来的过程中进入了主动脉夹层的假腔。

5　主动脉瓣大量反流。

6　最后一帧视频（图 3-6）是导管在主动脉假腔内造影，此时冠状动脉不显影，导管在主动脉内被夹层内膜片拍击导致剧烈摆动。

扫描二维码观看原始病例视频（图 3-7）。

图 3-7

病例 4

患者男性，42岁，突发胸痛1小时入院。心电图提示急性下壁心肌梗死（图4-1）。

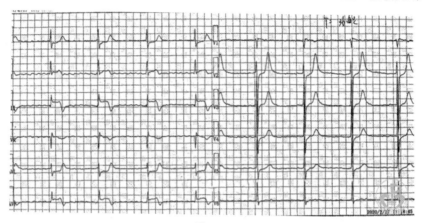

图 4-1

置入临时起搏器后经股动脉入路行急诊冠状动脉造影检查：左冠状动脉血管光滑无斑块（图4-2）。

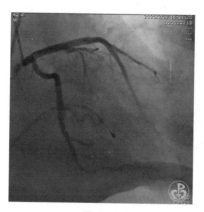

图 4-2

右冠状动脉导管很难到位，更换 AL 指引导管到达右冠状动脉开口（图4-3、图4-4是同一视频的不同帧），造影可见右冠状动脉近端闭塞，导管左右摆动，主动脉瓣大量反流。

导丝顺利通过闭塞段到达右冠状动脉远端，注射硝酸甘油后造影，此时可见右冠状动脉远端显影血管轮廓正常，2段、3段交界处血管仍严重狭窄（图4-5）。不能明确是痉挛，是血肿，还是血栓。

2.0mm 球囊扩张后，右冠状动脉再次闭塞，远端血流消失（图4-6）。

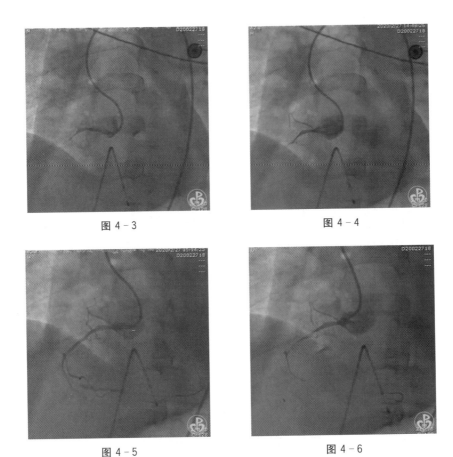

图 4-3　　　　　　　　　　　　　　　　图 4-4

图 4-5　　　　　　　　　　　　　　　　图 4-6

考虑是否血栓严重，影响血流，予抽吸导管抽吸，抽吸后血流未恢复（图 4-7、图 4-8）。

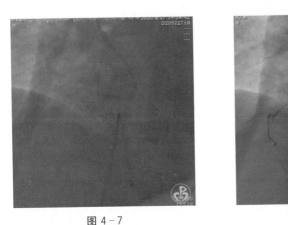

图 4-7　　　　　　　　　　　　　　　　图 4-8

换用子导管抽吸，没有抽出明显血栓，但抽吸后血流恢复，可见血管壁光滑无斑块！此时造影出现非常奇怪的现象（图 4-9、图 4-10 是同一视频的不同帧），可见右冠状动脉显影将近结束时，近端血流中断！

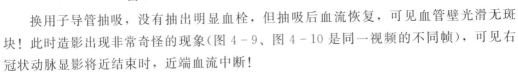

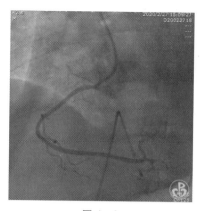

图 4 - 9

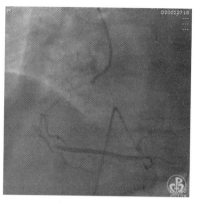

图 4 - 10

于闭塞段植入 1 枚支架,造影血管通畅,近端仍有不规则狭窄,但内膜光滑(图 4 - 11、图 4 - 12)。

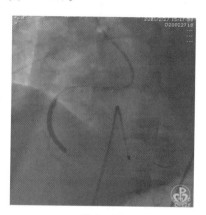

图 4 - 11

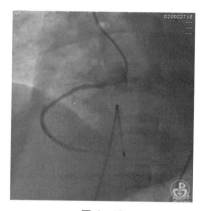

图 4 - 12

感觉怪怪的,将导管拉到主动脉进行造影,发现竟然是主动脉夹层:升主动脉增宽,可见明显的造影剂流向假腔,巨大假腔把真腔挤压得很小(图 4 - 13,扫码观看视频更清楚)。

因为急诊不能做 CT 血管成像(computed tomography angiography,CTA)检查,于是下台行普通胸部 CT 平扫检查,可隐约发现主动脉内分层表现(图 4 - 14)。

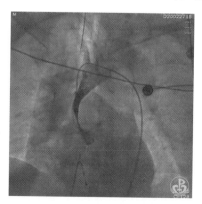

图 4 - 13

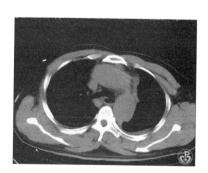

图 4 - 14

海昌教授点评，下列迹象提示主动脉夹层：

1. 左冠状动脉血管完全正常，看不到病变。

2. 右冠状动脉造影检查时导管到位困难，AL指引导管到位后可见右冠状动脉闭塞，表现为血肿压迫样改变；导管大幅度左右摆动；主动脉瓣大量反流；某一帧可见导管位于主动脉显影轮廓以外，为导管部分在真腔、部分在假腔的特殊表现。

3. 推注硝酸甘油后效果不明显，排除痉挛因素。

4. 抽吸导管和子导管未抽出血栓，子导管抽吸后右冠状动脉通畅，血管光滑无斑块。右冠状动脉近段造影剂排空后远端发现滞留的特殊表现，为近段迅速被血肿挤压导致近端排空而远端造影剂还没来得及排空的表现。后面植入支架后仍然有类似表现。

5. 导管在主动脉内造影图像可见主动脉增宽，造影剂由真腔流向假腔，假腔巨大，真腔被挤压得很细小。

6. 胸部CT平扫可见主动脉分层。

扫描二维码观看原始病例视频(图 4-15)。

图 4-15

病例 5

患者急诊入院，查心电图提示前壁 ST 段可疑抬高（图 5-1），检测酶谱阴性，D-二聚体阳性。

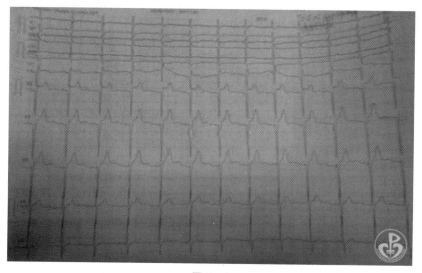

图 5-1

冠状动脉造影检查提示左冠状动脉正常，可见造影管大幅度摆动；找不到右冠状动脉开口，右冠状动脉导管大幅度左右摆动，主动脉管壁造影剂滞留（图 5-2、图 5-3）。

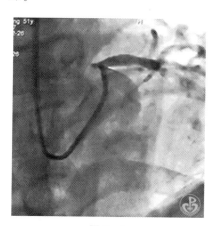

图 5-2

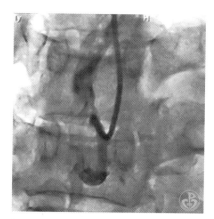

图 5-3

怀疑主动脉夹层，立即下台，行主动脉 CTA 检查，发现确实是主动脉夹层（图 5-4、图 5-5）。

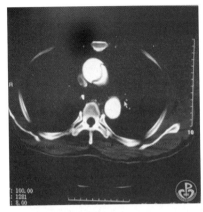
图 5-4

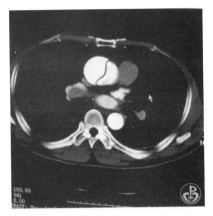
图 5-5

海昌教授点评，下列迹象提示主动脉夹层：

1 心电图改变不典型，心肌损伤标志物阴性，D-二聚体阳性。

2 左冠状动脉光滑无病变，导管摆动，呈"死亡芭蕾"样跳动。

3 找不到右冠状动脉，右冠状动脉造影导管在主动脉内摆动，呈"死亡芭蕾"样跳动。

4 主动脉造影可见造影剂滞留，此时显影的是假腔，部分导管位于显影管腔轮廓以外，明显不在同一腔内。

5 主动脉CTA检查明确主动脉夹层。

扫描二维码观看原始病例视频(图 5-6)。

图 5-6

病例 6

患者男性，34 岁，因突发持续性胸痛入院。急诊行心电图检查示 aVR 导联 ST 段抬高，其余导联广泛 ST 段压低（图 6 - 1）。

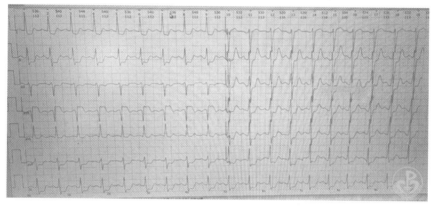

图 6 - 1

初步诊断为急性心肌梗死，急诊行冠状动脉造影检查。急诊造影显示：指引导管在主动脉内大幅度摆动，反复调整，不能进入左主干，导管头端在左窦内造影可见前降支与回旋支分别开口，血管光滑无狭窄，窦底可见造影剂半月形滞留，内膜摆动。调整导管无法进入右冠状动脉。造影结果无法解释，发到群里与大家一起讨论（图 6 - 2、图 6 - 3 是同一视频的不同帧）。

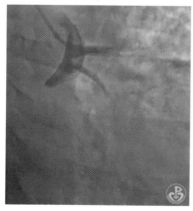

图 6 - 2

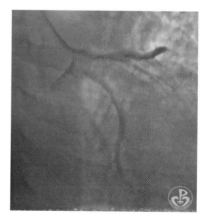

图 6 - 3

海昌教授点评，下列迹象提示主动脉夹层：

1　左冠状动脉造影检查可见导管呈"死亡芭蕾"样跳动。

2　窦底有明显的月牙形造影剂滞留影，符合窦底夹层表现。

3　显影的左冠状动脉完全正常，血管光滑无狭窄，没有见到左主干，可能是前降支、回旋支双开口，冠状动脉内血流缓慢。

4　不能清楚分辨导管在真腔还是假腔，不能确定左冠状动脉开口是否与显影的月牙形窦底夹层在同一腔。

扫描二维码观看原始病例视频（图 6-4）。

图 6-4

病例 7

男性患者，41 岁，外院转入，在 120 车上突发心搏骤停，紧急电除颤，插管，使用去甲肾上腺素、多巴胺维持血压，呼吸机辅助呼吸（图 7-1、图 7-2）。

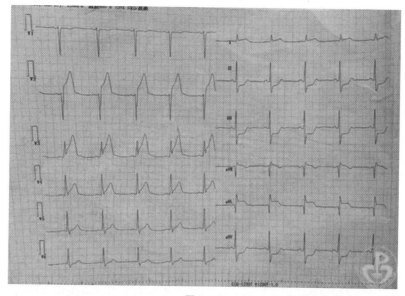

图 7-1

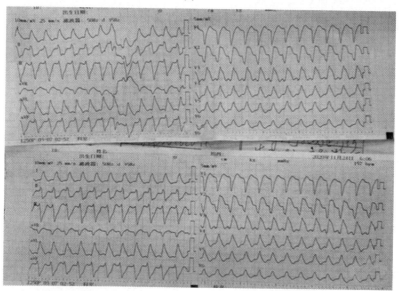

图 7-2

患者到导管室就心搏骤停，医生一边按压心脏一边完成冠状动脉造影检查，发现左主干闭塞，找不到右冠状动脉（图 7-3、图 7-4）。

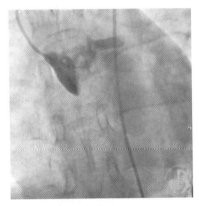
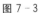
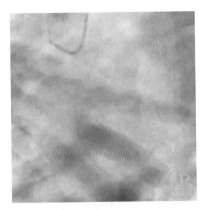

图 7-3   图 7-4

准备开通闭塞的左主干，选择 EBU 指引导管顺利到达左主干开口。EBU 导管到位后发现左冠状动脉血流通畅，血管内膜光滑无斑块，左主干呈痉挛或血肿受压的表现（图 7-5、图 7-6）。

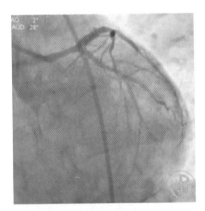
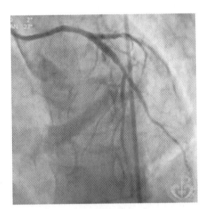

图 7-5   图 7-6

根据造影结果不能排除主动脉夹层，更换猪尾导管行升主动脉造影，证实患者为主动脉夹层（图 7-7、图 7-8）。

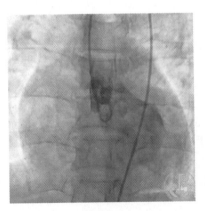
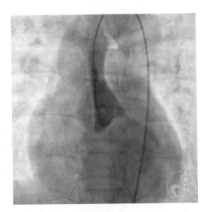

图 7-7   图 7-8

海昌教授点评，下列迹象提示主动脉夹层：

1　造影发现左主干闭塞，主动脉造影剂滞留，此时导管在假腔，看到的左主干闭塞实际上是造影管从主动脉夹层假腔侧钩到左主干部位造影形成的套袖样夹层盲端影像。

2　因为造影导管在假腔，找不到右冠状动脉开口可以理解。视频中可见右冠状动脉造影检查时，造影导管在主动脉内大幅度摆动，呈"死亡芭蕾"样跳动。

3　更换指引导管，幸运的是指引导管进入的是夹层真腔。左冠状动脉造影检查发现左主干血肿受压表现，前降支及回旋支完全正常。

4　主动脉造影明确主动脉夹层，第1幅主动脉造影(图7-7)发现猪尾导管在主动脉窦范围以外，具体位置不清，可见显影的主动脉真腔被假腔挤压变得很狭小；第2幅造影(图7-8)显示导管退回到主动脉窦范围内，可见明确的真、假腔界限，导管被摆动的夹层内膜片拍击形成"死亡芭蕾"样跳动。两次造影均有主动脉瓣大量反流。

扫描二维码观看原始病例视频(图7-9)。

图7-9

病例 8

患者女性，50岁。主诉胸闷半年，加重伴胸痛1天。

入院后常规行冠状动脉造影检查，经桡动脉入路多功能造影导管找不到冠状动脉开口，将导管置于左冠状动脉窦底造影，隐约可见到显影的左冠状动脉，导管在主动脉内摆动，主动脉分层样改变（图8-1、图8-2）。

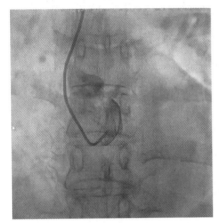
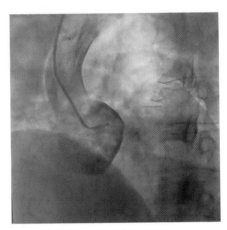

图8-1   图8-2

调整导管朝向右冠状动脉方向造影，发现窦底平直样改变，导管左右大幅度摆动（图8-3）。

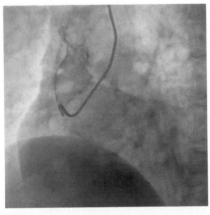

图8-3

术中患者诉背痛，终止手术。下台行全主动脉＋冠状动脉CTA检查证实是主动脉夹层（图8-4至图8-6）。

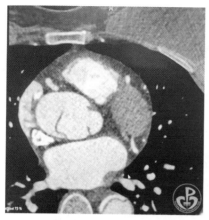
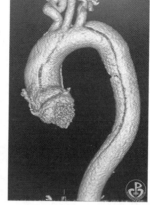
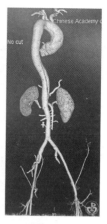

图 8-4   图 8-5   图 8-6

海昌教授点评，下列迹象提示主动脉夹层：

1 　主动脉增宽，冠状动脉造影检查找不到冠状动脉开口，导管在假腔。

2 　窦底造影可见导管呈"死亡芭蕾"样跳动，窦底形状改变，主动脉分层，此时导管在假腔。

3 　什么时候发生的主动脉夹层不清楚，术前症状不典型。后背疼痛是主动脉夹层临床表现，术中出现背痛说明术中主动脉夹层发生了进展。

扫描二维码观看原始病例视频(图 8-7)。

图 8-7

病例 9

患者男性，56岁，突发胸闷3小时入院，当地医院查胸部CT无特殊，测血压95/65mmHg。心肌损伤标志物阴性。急诊心电图可见前壁导联ST段压低(图9-1)。

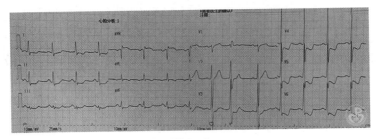

图 9-1

入院后心电图较急诊心电图有改善(图9-2)。

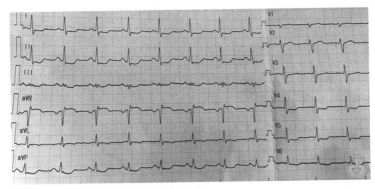

图 9-2

考虑急性冠脉综合征(acute coronary syndrome，ACS)，急诊行冠状动脉造影检查：左、右冠状动脉都闭塞(图9-3、图9-4)!

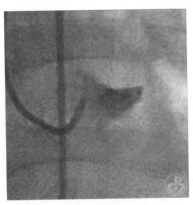

图 9-3

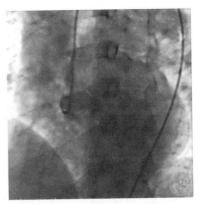

图 9-4

怀疑主动脉夹层，透视主动脉影宽（图9－5）。联系病房，D－二聚体结果尚未出来。

下台行主动脉 CTA 检查，提示主动脉夹层（图9－6、图9－7），此时术前 D－二聚体结果回报 3.6mg/L（正常小于 0.5mg/L）。

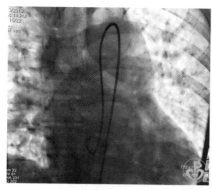

图9－5

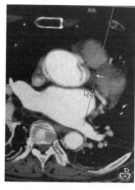

图9－6

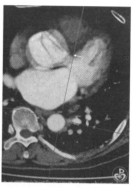

图9－7

该患者同时合并有腹主动脉瘤。术后和家属交代是主动脉夹层。家属说患者已去世的姐姐的儿子于1年前患主动脉夹层，并进行了手术治疗。

海昌教授点评，下列迹象提示主动脉夹层：

1　心电图有动态演变，心肌损伤标志物阴性，不典型的急性 ST 段抬高型心肌梗死（ST segment elevation myocardial infarction，STEMI）表现。

2　经股动脉入路，左、右冠状动脉都闭塞，左主干呈夹层盲端样改变，右冠状动脉开口完全闭塞，导管在主动脉内呈"死亡芭蕾"样跳动，此时导管在假腔内。

3　主动脉增宽。

4　术前查 D－二聚体增高。

5　有主动脉夹层家族史。

6　CTA 检查确诊主动脉夹层。

扫描二维码观看原始病例视频（图9－8）。

图9－8

病例 10

患者女性，36 岁，胸痛伴意识改变，由 120 从宾馆接到我院急诊科。入院时烦躁不安，病史采集不能配合。入院查体：血压 130/90mmHg（左上肢）、160/100mmHg（右上肢）。心电图见广泛导联 ST 段压低（图 10-1），心肌损伤标志物阴性。

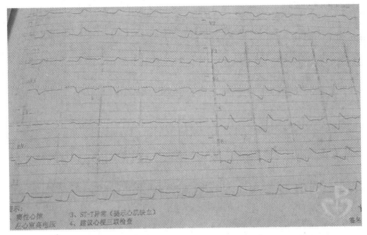

图 10-1

入院后神志转清。问病史，既往有吸毒史，血压有点偏高，月经正常，无消化道出血。入院后胸痛不明显，做造影不？查体，血压不太高，双上肢血压相差也不太大！此时查体患者左下肢活动受限，神经系统检查无病理征象！考虑一下：会不会是夹层影响冠状动脉？还是等一下再上台，先去做个 CT 检查！

普通 CT 没有特殊发现，这时患者烦躁，要下床解大便，但活动受限不能下床。赶紧送患者去做增强 CT！果然明确是 1 型主动脉夹层（图 10-2、图 10-3）。

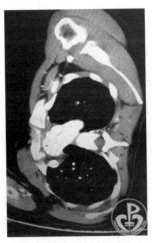
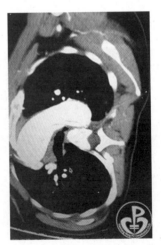

图 10-2　　　　　　　　　　图 10-3

诊断明确了，该患者就是主动脉夹层，主干受累，同时撕裂压迫引起下肢瘫痪改变，一个病因可以全解释。患者1小时后突然"啊"了一声，心搏、呼吸就停了。回想起来，该患者最终被挡着没有上台的原因就是发现了下肢瘫痪，可以用主动脉夹层来解释。她的主动脉夹层病变与高血压、吸毒致使主动脉受累相关。

海昌教授点评，下列迹象提示主动脉夹层：

1　对于年轻女性，急性心肌梗死诊断时要多想一点。

2　心肌梗死诊断不典型，心电图广泛导联ST段压低，心肌损伤标志物阴性。

3　查体双上肢血压，130/90mmHg（左上肢）、160/100mmHg（右上肢），相差大于20mmHg。

4　胸痛伴有神经系统障碍表现，病程发展中分别出现意识障碍、烦躁、下肢瘫痪等，与主动脉夹层累及相应神经的供血血管相关。

扫描二维码观看原始病例视频（图10-4）。

图10-4

病例 11

凌晨来了一名 31 岁年轻男性，性生活半小时后突发左胸部、上腹部疼痛，呈进行性加重，上腹部明显压痛。

心电图提示下壁导联 ST 段明显下移，$V_4 \sim V_6$ ST 段下移，不能排除急性冠脉综合征。

立即上台行冠状动脉造影检查。造影显示左冠状动脉光滑无狭窄；多功能导管不能进入右冠状动脉开口，导管在右冠状动脉开口附近上下大幅跳动，在造影导管接近右冠状动脉开口时推注造影剂可见右冠状动脉显影，右冠状动脉光滑无狭窄，右窦底平直样改变（图 11-1、图 11-2 为同一视频的不同帧）。

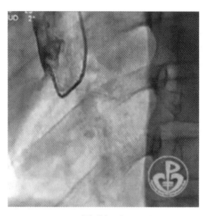 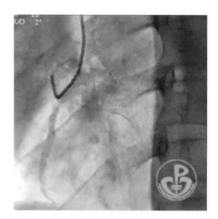

图 11-1   图 11-2

更换猪尾导管在升主动脉造影显示主动脉分层样改变，明确为主动脉夹层，同时可见主动脉瓣大量反流（图 11-3、图 11-4）。

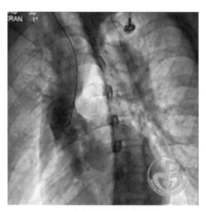 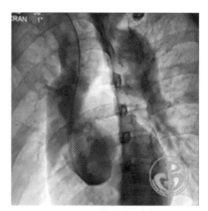

图 11-3   图 11-4

海昌教授点评，下列迹象提示主动脉夹层：

1 年轻患者患ACS，症状不典型，胸痛伴上腹部疼痛，上腹部压痛明显。

2 左冠状动脉造影检查血管正常，右冠状动脉造影检查可见导管在主动脉内呈"死亡芭蕾"样跳动。导管接近右冠状动脉开口时右冠状动脉显影呈夹层盲腔结构，导管离开开口时右冠状动脉反而显影，显影的右冠状动脉中远段血管正常，开口显示不清，此时导管在假腔。

3 第1幅主动脉造影(图11-3)可见血流速度很快，主动脉分层，主动脉瓣大量反流，此时导管在真腔。

4 第2幅主动脉造影(图11-4)是导管沉到窦底造影，可见血流缓慢，主动脉内膜片摆动，窦底形状改变，主动脉瓣大量反流，冠状动脉不显影，此时导管在假腔。

扫描二维码观看原始病例视频(图11-5)。

图 11-5

病例 12

患者急性胸痛，送到急诊时呈重度休克状态，入院时心电图显示 aVR 导联 ST 段抬高，多导联 T 波异常（图 12-1），确诊为急性 STEMI。静脉溶栓后血压没有好转。决定急诊行冠状动脉造影检查。

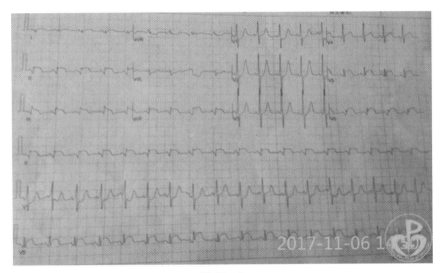

图 12-1

气管插管，给予大剂量升压药后送入导管室，已无动脉压，右冠状动脉开口闭塞，导管大幅摆动，主动脉增宽，左主干中度狭窄（图 12-2、图 12-3）。

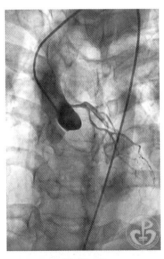

图 12-2

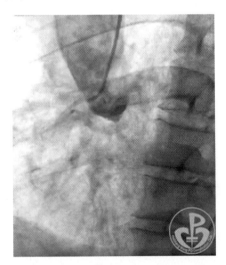

图 12-3

患者随后表现为电机械分离，明显大量心包积液，行心包穿刺等抢救措施无效死亡(图 12 - 4)。

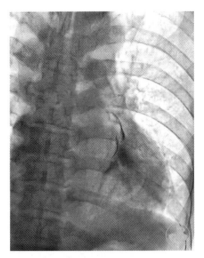

图 12 - 4

海昌教授点评，下列迹象提示主动脉夹层：

1　右冠状动脉开口闭塞、导管呈"死亡芭蕾"样大幅跳动、升主动脉增宽，造影剂分隔样流动。

2　大量心包积液多提示主动脉夹层破入心包，患者会短时间内死亡。

3　出血量大，心包穿刺不能有效缓解心包压塞。

4　最后一张影像可见明确的大量心包积液(图 12 - 4)。

扫描二维码观看原始病例视频(图 12 - 5)。

图 12 - 5

病例 13

患者男性，60岁，持续性胸痛2小时。高血压3年。急诊心电图显示 aVR 导联 ST 段抬高，多导联 ST 段压低（图 13-1）。

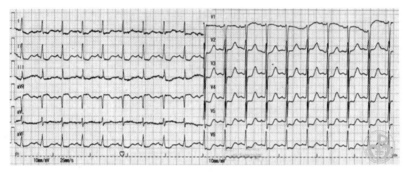

图 13-1

急诊造影：左、右冠状动脉血管正常，导管剧烈摆动（图 13-2、图 13-3）。

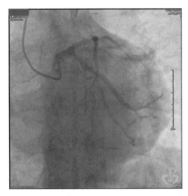 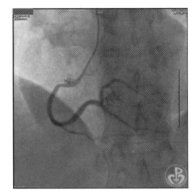

图 13-2   **图 13-3**

导管在主动脉内造影：导管摆动，窦底平直，主动脉瓣反流（图 13-4、图 13-5）。

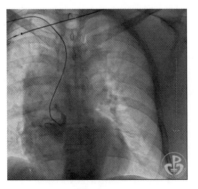 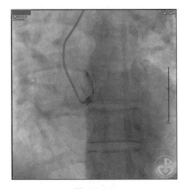

图 13-4   **图 13-5**

紧急行主动脉 CTA 检查，确诊为主动脉夹层（图 13 - 6）。

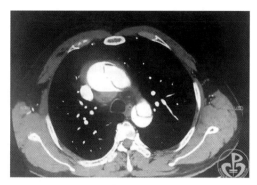

图 13 - 6

海昌教授点评，下列迹象提示主动脉夹层：

1　两幅冠状动脉造影检查见左、右冠状动脉正常，血管内膜光滑，造影导管在主动脉内左右大幅摆动，呈"死亡芭蕾"样跳动。

2　导管在主动脉内造影：主动脉增宽，导管摆动，窦底平直，主动脉瓣反流。

3　主动脉 CTA 检查明确主动脉夹层诊断。

扫描二维码观看原始病例视频（图 13 - 7）。

图 13 - 7

病例 14

患者男性，42岁，持续胸痛4小时。有高血压病史。左、右侧上肢测血压无差异，心电图 aVR 导联 ST 段抬高，胸前导联 ST 段压低（图 14-1）。

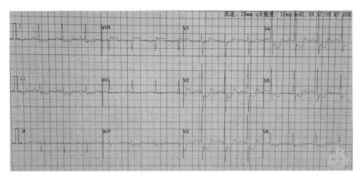

图 14-1

心肌损伤标志物轻度升高（图 14-2）。肌酸激酶同工酶 6.44ng/ml，肌红蛋白 48.80ng/ml，肌钙蛋白 I 0.180ng/ml。

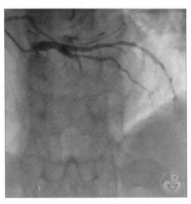

图 14-2

患者持续胸痛，考虑为 ACS，急诊行冠状动脉造影检查：前降支闭塞（图 14-3、图 14-4）。

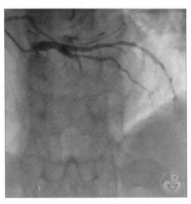
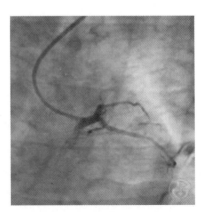

图 14-3   图 14-4

右冠状动脉光滑无病变(图14-5)。

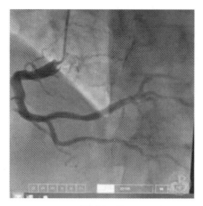

图 14-5

术者当时认为前降支是罪犯血管,迫不及待地想开通前降支。术中指引导管摆动得很"性感"(图14-6、图14-7,动态视频可见导管呈"死亡芭蕾"样跳动)。

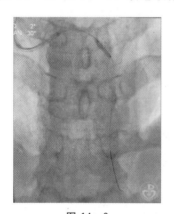 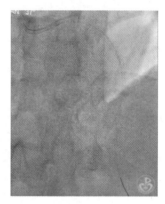

图 14-6   图 14-7

下台后抓紧做增强CT,确定为主动脉夹层,转外科手术后病情平稳。

海昌教授点评,下列迹象提示主动脉夹层:

1. 年轻男性患者持续胸痛4小时,心电图显示心肌有缺血改变,心肌损伤标志物轻度异常与症状及心电图表现不成比例。
2. 造影发现前降支闭塞,右冠状动脉给前降支提供侧支,不排除慢性闭塞可能,与急性心肌梗死并不完全符合。
3. 在PCI过程中EBU指引导管呈"死亡芭蕾"样跳动。

扫描二维码观看原始病例视频(图14-8)

图 14-8

病例 15

患者女性，69岁，因胸闷、大汗1.5小时入院。患者1.5小时前突发胸闷，大汗，有濒死感，自行口服速效救心丸10粒无缓解，半小时后出现右下肢困痛，无力，感觉丧失，入我院急诊科。既往高血压10年，血压控制差。急诊查心电图提示下壁心肌梗死(图15-1)。但患者有右下肢无力，感觉丧失，当时怀疑合并脑梗死，查体时患者室性心动过速，电除颤后恢复窦律，急入导管室。

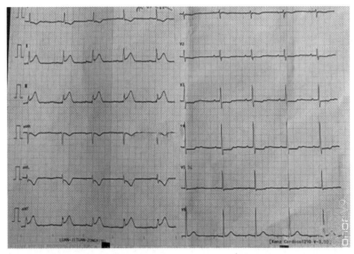

图 15-1

造影时，导管到达窦底时，发现有导管舞蹈征，未完成造影，急停造影，行CTA检查(图15-2)。

CTA检查确诊主动脉全程夹层(图15-3)。

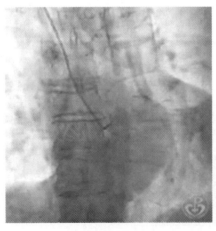

图 15-2

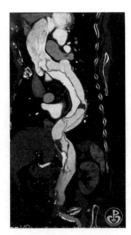

图 15-3

海昌教授点评，下列迹象提示主动脉夹层：

1　患者急性心肌梗死合并神经系统障碍表现：出现右下肢困痛，无力，感觉丧失。

2　导管呈"死亡芭蕾"样跳动。

3　CTA检查明确诊断主动脉夹层。

扫描二维码观看原始病例视频（图15-4）。

图 15 - 4

病例 16

患者急诊入院。诊断为急性前壁心肌梗死。造影发现前降支重度狭窄；右冠状动脉血流正常，管腔无明显狭窄，造影导管没有完全进入右冠状动脉，窦底形状改变，可见造影剂滞留(图 16-1、图 16-2)。

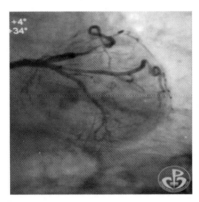
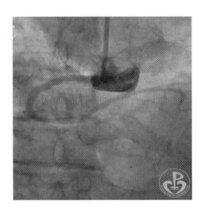

图 16-1   图 16-2

考虑前降支为罪犯血管，前降支球囊扩张后，患者喊尿急要解小便，想尽快结束手术，还没来得及植入支架，患者不喊了，血压下降，继而心率慢，给予升压药提升心率后，再次造影，血流 3 级(图 16-3)，过了一会儿血压再次下降，心室颤动，进行除颤，复苏无效。

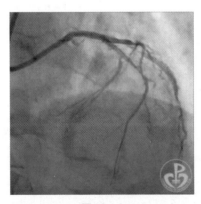

图 16-3

开始指引导管在口外面，后面插进去了，最后一幅图(图 16-3)显示血流是好的，心电监护也没见 ST 段抬高，仅血压不行，心包超声检查未见积液。图 16-3 是升压药升压后的造影，后面血压又不行了。死亡原因不明。

这是一例死因不明的病例，根据不同死亡原因的推测在群里进行了问卷调查：

1 造影剂过敏 222 票，19%；

2 心脏破裂 140 票，12%；

3 前降支慢血流、无复流 83 票，7%；

4 前降支血栓脱落入回旋支 50 票，4%；

5 反复推注造影剂影响心脏功能 59 票，5%；

6 指引导管嵌顿左主干 361 票，31%；

7 指引导管致左主干夹层 155 票，13%；

8 心力衰竭 42 票，4%；

9 外周血管损伤致失血性休克 15 票，1%；

10 其他 46 票，4%。

其中指引导管嵌顿、造影剂过敏、指引导管致左主干夹层分别占到前三位。患者猝死，根据术中造影可见指引导管明显进入主动脉较深，会造成导管的嵌顿，如不及时撤出指引导管，会发生血压降低。造影以及超声检查结果可以排除心脏破裂。造影剂过敏有以血压、心率下降为主要表现的速发性过敏反应，应用肾上腺素有效。其他选项都没有明确的证据支持。

根据造影特点主动脉夹层也不能排除：右冠状动脉造影可见导管并没有完全进入右冠状动脉内，而是漂在主动脉窦内，窦底形状改变，并有造影剂滞留，这是主动脉夹层的造影特征。因此死亡原因不能排除主动脉夹层。

海昌教授点评，下列迹象提示主动脉夹层：

1 本病例能提供的信息比较少，不能确定是主动脉夹层，只是根据造影图像高度怀疑。

2 右冠状动脉造影检查可见窦底形状改变，并有造影剂滞留，非常像主动脉夹层内膜片在窦底漂动的影像。

扫描二维码观看原始病例视频（图 16 - 4）。

图 16 - 4

病例 17

患者男性，61 岁，胸痛 1 小时入院。入院后疼痛明显，血压、心率下降，心电图如图 17 - 1 所示。

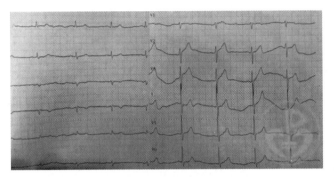

图 17 - 1

立即行冠状动脉造影检查：右侧桡动脉入路。右冠状动脉大致正常（图 17 - 2）。

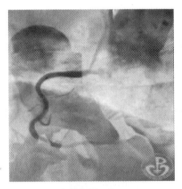

图 17 - 2

多功能导管左冠状动脉到不了位，考虑左冠状动脉口畸形，更换指引导管（图 17 - 3、图 17 - 4）。

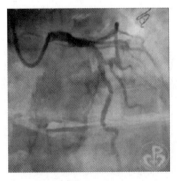

图 17 - 3

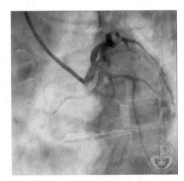

图 17 - 4

EBU 到达左主干开口，造影显示左冠状动脉正常，患者疼痛减轻。术者直觉不对，指引导管和冠状动脉的相对位置不合理，主动脉宽了！立刻做 CTA 检查，确定是主动脉夹层（图 17 - 5、图 17 - 6）。

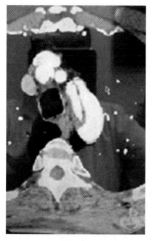 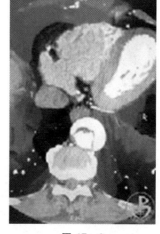

图 17 - 5   图 17 - 6

海昌教授点评，下列迹象提示主动脉夹层：

1　胸痛患者，非典型心肌梗死，心电图不典型。

2　经桡动脉造影右冠状动脉血管完全正常，内膜光滑。

3　造影导管不能进入左冠状动脉，更换指引导管完成左冠状动脉造影检查，左冠状动脉血管完全正常，内膜光滑。

4　左冠状动脉指引导管呈"死亡芭蕾"样跳动，主动脉增宽。

5　CTA 检查明确主动脉夹层诊断。

扫描二维码观看原始病例视频（图 17 - 7）。

图 17 - 7

病例 18

患者男性，51 岁。持续胸痛 1 小时，呈撕裂样剧痛，伴有后背痛，呼叫急诊 120 送至我院。有高血压病史，血压最高时为 200/130mmHg，口服药物治疗（具体不详），血压控制不理想。有吸烟、饮酒史。

入院测量血压收缩压约 60mmHg。心电图检查提示窦性心律，前壁导联以及下壁导联均有 ST 段抬高（图 18 - 1）。

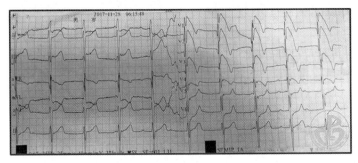

图 18 - 1

患者烦躁，不能平卧，没办法手术。给患者使用镇静剂、气管插管后行急诊 PCI 治疗。插管后患者神志恢复，中间抽搐 1 次。复查心电图显示前壁导联及下壁导联 ST 段抬高明显回落，$V_1 \sim V_3$ 导联病理性 Q 波形成（图 18 - 2）。

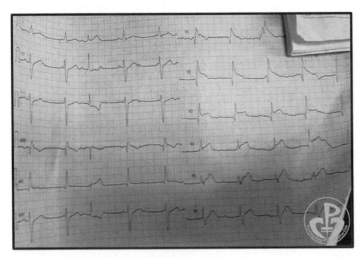

图 18 - 2

行心脏超声检查未发现主动脉有问题（图 18 - 3）。此时患者血压低、心率缓慢（图 18 - 4）。

去甲肾上腺素 8mg，静脉泵入 5ml/h，血压升高一点（图 18 - 5）。准备行冠状动脉造影检查。

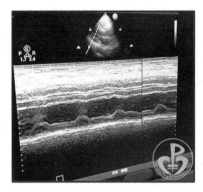
图 18 - 3

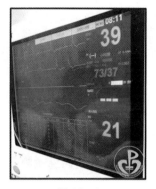
图 18 - 4

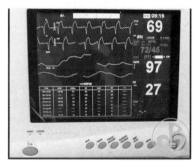
图 18 - 5

去导管室路上发生心室颤动，除颤成功后运送到导管室，准备行冠状动脉造影检查。

双侧桡动脉摸不到，股动脉搏动也不太明显（第一次有心跳摸不清楚的）。这应该是一种异常征象，摸索着将鞘管穿进了股动脉，不打肝素，导管进去后，感觉怎么操作也进不了左冠状动脉口，冒烟明显见到漂浮的内膜片将管腔分为真、假腔，窦底形状异常。右冠状动脉也找不到（图 18 - 6）。

猪尾导管在主动脉根部造影，看到黑色的真腔和浅淡一点的假腔，确定是主动脉夹层（图 18 - 7）。

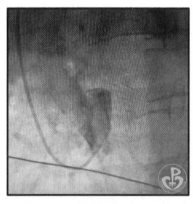
图 18 - 6

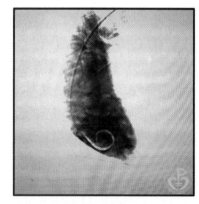
图 18 - 7

海昌教授点评，下列迹象提示主动脉夹层：

1 造影时双侧桡动脉摸不到，股动脉搏动也不太明显，与血压低有关，也可能是主动脉夹层累及了相关血管。

2 经股动脉进入导管后找不到冠状动脉开口，导管进入的是假腔。

3 造影管在主动脉内冒烟显示主动脉增宽，窦底形状改变，可见明显漂浮的内膜片。

4 猪尾导管造影可见失去正常窦底结构，冠状动脉不显影，此时导管在假腔。

扫描二维码观看原始病例视频(图 18 - 8)。

图 18 - 8

病例 19

　　胸痛患者行超声检查发现主动脉根部内膜片漂动(图 19-1 至图 19-3 是同一视频的不同帧),非常罕见。

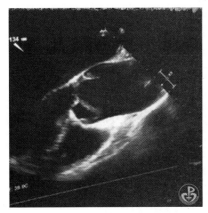

图 19-1

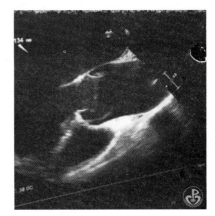

图 19-2

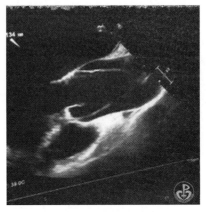

图 19-3

　　术者就图及视频请教了超声科老师:

　　这是经食管超声检查,摆动的结构是主动脉夹层的内膜。夹层撕到无冠窦和右冠窦,深度到主动脉瓣根部。主动脉瓣功能正常,左心室功能尚好,右心室收缩幅度略下降。估计右冠状动脉仍然有血流通过。

　　主动脉根部直径无明显扩张,如果主动脉瓣叶结构正常,可以做 David 手术,备冠状动脉搭桥。

　　如果瓣叶结构异常,夹层撕裂瓣交界,必然造成瓣叶脱垂,形成中度以上的关闭不全,把交界重新悬吊缝合,可恢复正常对合。

海昌教授点评，下列迹象提示主动脉夹层：

这是一个非常少见的超声检查下主动脉夹层影像，撕脱的主动脉内膜随心脏搏动在主动脉内漂动。

扫描二维码观看原始病例视频(图 19 - 4)。

图 19 - 4

病例 20

患者男性，57岁，持续性胸痛1小时入院。胸痛位于胸骨后段下方及心前区，疼痛剧烈，向咽部放射，伴出汗。高血压病史10年，最高收缩压180mmHg，入院血压102/51mmHg，两肺无啰音，心电图检查见图20-1。

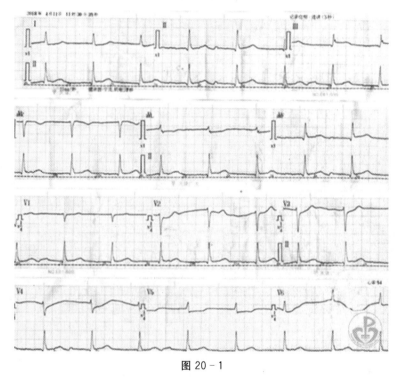

图 20-1

不排除ACS，急诊行冠状动脉造影检查，提示左冠状动脉弥漫性病变，回旋支远端闭塞，前降支中段严重狭窄(图20-2、图20-3)。

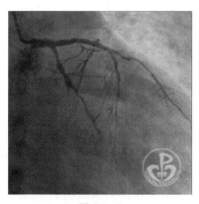

图 20-2

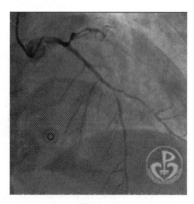

图 20-3

右冠状动脉血流缓慢，远端闭塞(图20-4)。

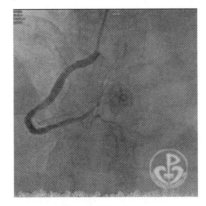

图20-4

考虑回旋支或右冠状动脉是罪犯血管，准备先处理回旋支。分别尝试 Runthrough NC 和 Pilot 50，均未能到达血管远端真腔(图20-5、图20-6)。

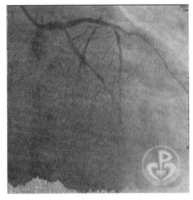

图20-5

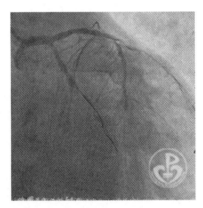

图20-6

掉头尝试进入右冠状动脉也没能成功(图20-7)。

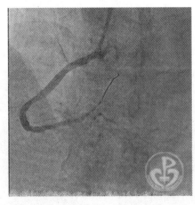

图20-7

术中电话通知化验结果显示白细胞计数 $24.17\times10^9/L$，血小板计数 $96\times10^9/L$，考虑肺部有感染。结束手术，下台做胸部 CT，结果发现主动脉有问题，同时行主动脉 CTA 检查，明确主动脉夹层(图20-8、图20-9)！

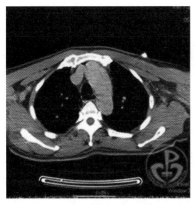

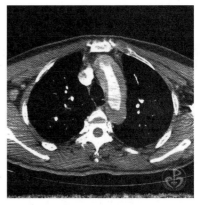

图 20 - 8   图 20 - 9

海昌教授点评，下列迹象提示主动脉夹层：

1　本病例术前资料和术中影像都没有典型的主动脉夹层特点。

2　术前胸痛，心电图变化不典型，前后不相符。

3　术中见 3 支血管弥漫病变，回旋支、右冠状动脉远端闭塞，不能解释患者突发
　持续性胸痛症状。

4　术前没有 D-二聚体结果，主动脉 CTA 检查明确主动脉夹层诊断。

扫描二维码观看原始病例视频（图 20 - 10）。

图 20 - 10

病例 21

患者男性，75岁，持续性胸痛向背部放射90分钟入院。

入院查体：血压65/32mmHg，皮肤湿冷，双肺无干、湿啰音，心率39次/分。化验：肌酸激酶同工酶37U/L(0～25U/L)。肌钙蛋白I 0.69ng/ml(0～1.68ng/ml)；D-二聚体5.6mg/L(0～1mg/L)。白细胞计数16.1×10⁹/L、中性粒细胞比率78.91%。

外院心电图检查(发病40分钟)显示三度房室传导阻滞，Ⅱ、Ⅲ、aVF导联ST段抬高，V_3～V_6导联ST段抬高(图21-1)。

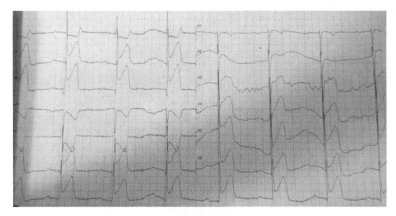

图21-1

入院心电图检查(发病90分钟)显示三度房室传导阻滞，Ⅱ、Ⅲ、aVF导联ST段抬高，V_5～V_8导联ST段抬高(图21-2)。

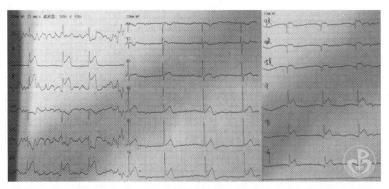

图21-2

诊断为急性下壁后壁ST段抬高型心肌梗死、三度房室传导阻滞、心源性休克。

急诊行冠状动脉造影检查：左冠状动脉光滑无狭窄，前降支中段心肌桥，窦底形状改变呈平直形状。左冠状动脉造影检查时窦底可见透亮的隔膜在窦底左右摆动(图21-3、图21-4)。

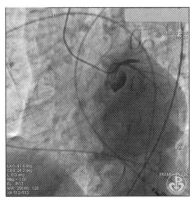

图 21 - 3

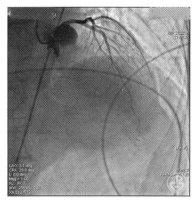

图 21 - 4

右冠状动脉光滑，轻度病变（图 21 - 5、图 21 - 6）。

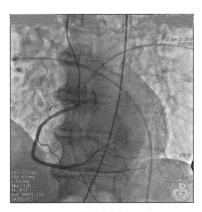

图 21 - 5

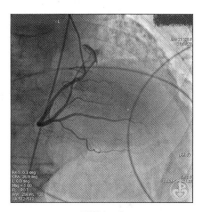

图 21 - 6

造影过程中发现：造影管进入右冠状动脉开口，三度房室传导阻滞就恢复为窦性心律，造影管离开右冠状动脉开口，很快又成为三度房室传导阻滞，伴随低血压。考虑右冠状动脉开口病变，置入临时起搏器后，准备处理右冠状动脉开口病变。6F JR 4.0、Runthrough NS，3.5×18mm 药物支架于 12atm 下释放（图 21 - 7、图 21 - 8）。

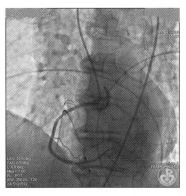

图 21 - 7

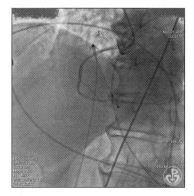

图 21 - 8

支架释放后观察 30 分钟（图 21 - 9、图 21 - 10），患者心率、血压稳定，但诉腰背部疼痛加重。

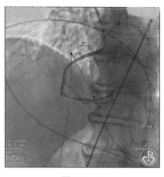
图 21-9

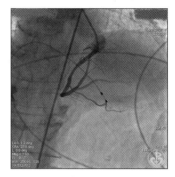
图 21-10

术后返回 CCU 约 10 分钟，患者出现胸闷、气短，双肺底部出现湿啰音，心率 130 次/分，查心电图。很快出现意识丧失，心电监护提示室性心动过速，电复律后出现心搏骤停，抢救 1 小时宣布临床死亡（图 21-11）。

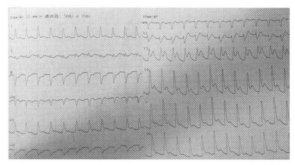
图 21-11

海昌教授点评，下列迹象提示主动脉夹层：

1　胸痛伴有后背部疼痛，D-二聚体升高。

2　左冠状动脉造影检查：冠状动脉正常，血管光滑，窦底形状改变，窦底可见明显的隔膜漂动的影像，主动脉瓣大量反流，一帧一帧播放视频可见造影剂在真、假腔内流动。

3　右冠状动脉血管正常，但开口病变，表现为孤立性右冠状动脉开口病变。导管进到右冠状动脉里时，患者症状消失，离开右冠状动脉开口时，出现右冠状动脉闭塞症状，与右冠状动脉开口受压导致右冠状动脉开口闭塞有关。右冠状动脉造影检查时可见主动脉瓣大量反流。

4　右冠状动脉开口病变处理后症状没有缓解，腰背部疼痛加重，说明主动脉夹层在进展。

扫描二维码观看原始病例视频（图 21-12）。

图 21-12

病例 22

患者男性，胸痛半小时入院。急诊查心电图无特异性表现（图 22 - 1）。

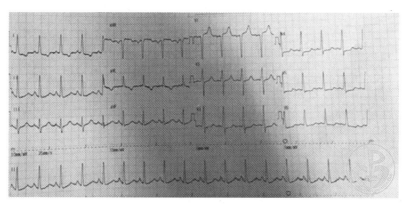

图 22 - 1

心肌损伤标志物阳性，肌红蛋白 132.9ng/ml(0～80ng/ml)，肌钙蛋白Ⅰ 11.6ng/ml(0～0.16ng/ml)，肌酸激酶同工酶 200.0ng/ml(0～5.0ng/ml)，脑钠肽 1319.2pg/ml(0～100pg/ml)，D-二聚体 4.948ng/L(0～0.300ng/L)，均升高。

急诊入院查血压 100/50mmHg。入院前一天测血压收缩压达 200mmHg，肌酐 176μmol/L，血色素正常。是心肌梗死吗？上台吗？

仔细追问病史，患者昨天在其他医院就诊，胸痛三项阴性。心脏彩超：左心室肥厚，左侧胸腔积液 7.0cm。单侧大量胸腔积液；心室肥厚；高血压，血压变化明显。需要排除外伤血胸和主动脉夹层破裂。安排患者先去做胸部 CT（图 22 - 2）。

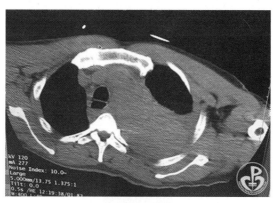

图 22 - 2

根据 CT 平扫，像夹层破裂，可以看出来主动脉有夹层分离征象。转院（我院没有心外科）后做主动脉 CTA 检查，明确为主动脉夹层，从左锁骨下一直撕到腹主动脉，胸腔积液不除外血性（图 22 - 3）。

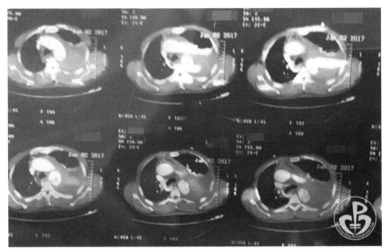

图 22 - 3

术者体会：

1. 如果该患者做冠状动脉造影检查，可以想象一下后果：该患者冠状动脉真可能有病变，植入支架，然后，血压低，上主动脉内球囊反搏（intra-aortic balloon pump，IABP），然后……就没有然后了。

2. 很多医生有误区，认为肌钙蛋白升高是心肌梗死的事，其实肌钙蛋白作为一种化验指标，提示心脏、肌肉、脑部等多脏器损害，特异性没有那么高。

3. 见过很多肌钙蛋白升高而胸痛的患者不是心肌梗死。

4. 更证明原来的结论，不是 STEMI 的患者常规行胸部 CT 的必要性，即使肌钙蛋白升高！该患者如果上台，后果不可想象。本病例是看到胸部 CT 考虑为夹层的。

海昌教授点评，下列迹象提示主动脉夹层：

1　这是一例极易漏诊主动脉夹层的病例。虽然心电图无特异性表现，但是心肌损伤标志物阳性，符合非 ST 段抬高型心肌梗死（non-ST segment elevation myocardial infarction，NSTEMI）的诊断。

2　D-二聚体升高需要特别关注有无主动脉夹层及肺动脉栓塞。

3　伴有单侧胸腔积液，不能用急性心肌梗死解释所有症状、体征、实验室检查结果，要格外注意。

4　胸部 CT 平扫大多数主动脉夹层都可以被发现，主动脉 CTA 检查明确诊断。

扫描二维码观看原始病例视频（图 22 - 4）。

图 22 - 4

病例 23

患者男性，59 岁，间断胸闷、头晕 1 个月，发作性晕厥 5 小时入院。2 年前行肺癌根治术(左肺切除及淋巴结清扫)，术后常规化疗 4 次。糖尿病病史 10 年，口服药物治疗，血糖控制可。吸烟 30 余年，20 支/天。

患者 1 天前自觉胸闷、头晕，于坐起时突发晕倒，1 分钟后清醒，至我院急诊就诊。急诊心电图提示下壁导联 ST 段抬高，三度房室传导阻滞(图 23-1)。

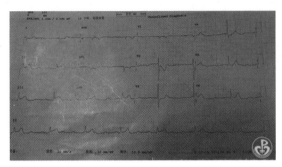

图 23-1

查心肌损伤标志物轻度升高，肌钙蛋白 I 0.11ng/ml，肌酸激酶同工酶 13ng/ml，肌红蛋白 806ng/ml，B 型钠尿肽前体 363ng/L；D-二聚体 2800ng/ml。

入院后心电监护提示心率缓慢，心电图示心室率 32 次/分。

患者临床表现为晕厥，心电图提示三度房室传导阻滞，心室率 32 次/分，准备急诊置入临时起搏器。

根据心电图有下壁导联 ST 段抬高，心肌损伤标志物阳性，考虑不能排除冠状动脉问题，准备置入临时起搏器同时行冠状动脉造影检查。

右侧桡动脉搏动微弱，尝试穿刺未成功，更换为右侧肱动脉，虽然搏动微弱，但穿刺成功。但是造影导丝每次都直接进入降主动脉，始终不能进入升主动脉！跟进导管在锁骨下动脉造影检查，没有提供很多有用信息(图 23-2、图 23-3)。

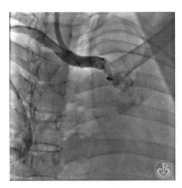 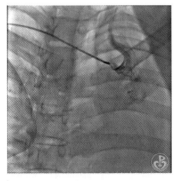

图 23-2   图 23-3

在调整导管和导丝时患者诉胸闷，随即突然心搏、呼吸骤停，心电监护提示心室颤动！立即进入抢救状态，除颤、胸外按压、气管插管……最终抢救无效死亡！透视状态下心影大，不能排除心包填塞，呼叫床旁超声检查，果然有大量心包积液（图23-4）。

根据病史，患者急性心肌梗死诊断有疑问。但患者术中突发心包填塞，高度怀疑是主动脉夹层。床旁超声检查：在主动脉内果然见到内膜片漂动（图23-5）！

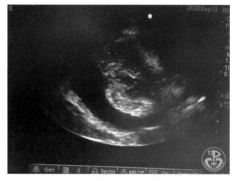 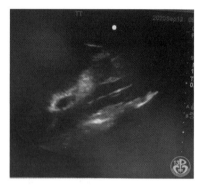

图23-4 　　　　　　　　　　　　　　　　图23-5

海昌教授点评，下列迹象提示主动脉夹层：

1　心电图提示三度房室传导阻滞，可见下壁导联ST段轻度抬高。心肌损伤标志物轻度升高。心肌梗死诊断不典型。

2　D-二聚体升高。

3　造影时，经右侧桡动脉导丝及导管不能顺利到达升主动脉。

4　突发大量心包积液致心包填塞，可能是主动脉夹层破入心包，也可能是心肌梗死导致心脏破裂。

5　超声检查见主动脉内内膜片。

扫描二维码观看原始病例视频（图23-6）。

图23-6

病例 24

患者为年轻男性，与他人打架后骨折到骨科就诊。入院时查心电图可见下壁导联轻度抬高（图 24 - 1）。

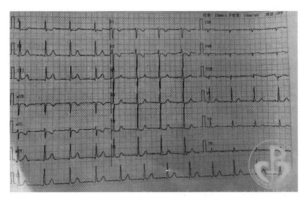

图 24 - 1

在骨科住院期间胸痛发作，查心电图有动态变化，可见下壁 Q 波形成（图 24 - 2）。

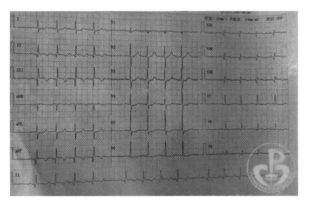

图 24 - 2

转至心内科，监护期间出现三度房室传导阻滞，下壁导联 ST 段抬高（图 24 - 3）。

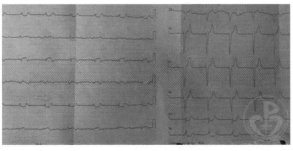

图 24 - 3

急诊行冠状动脉造影检查，找不到冠状动脉开口，导管在主动脉内大幅度摆动，更换猪尾导管在主动脉内造影可见升主动脉夹层(图 24-4、图 24-5)。

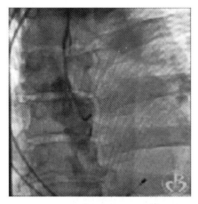 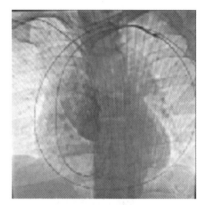

图 24-4　　　　　　　　　　　　　　图 24-5

下台后行主动脉 CTA 检查，明确升主动脉夹层(图 24-6、图 24-7)。

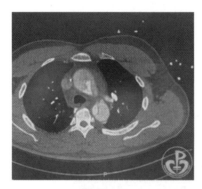 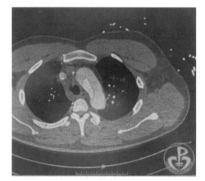

图 24-6　　　　　　　　　　　　　　图 24-7

海昌教授点评，下列迹象提示主动脉夹层：

1　冠状动脉造影检查找不到冠状动脉开口，不可能是左、右冠状动脉都闭塞。患者还活着，只能是导管没在主动脉真腔。

2　主动脉内造影可见窦底形状改变，主动脉内夹层的内膜片摆动，拍击导管，呈"死亡芭蕾"样跳动。

3　猪尾导管主动脉内造影可见明显的真、假腔结构，以及内膜片摆动。

扫描二维码观看原始病例视频(图 24-8)。

图 24-8

病例 25

患者女性，65 岁，胸痛 2 天，加重 1 小时入院。心电图提示前壁 ST 段轻度抬高、T 波倒置(图 25-1)。

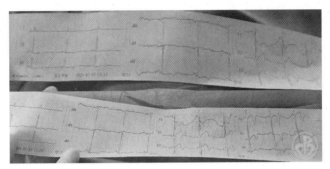

图 25-1

考虑为 ACS，由 120 急救车转运到我院，途中电话沟通拟双绕行进行急诊 PCI。冠状动脉造影检查发现左冠状动脉前降支重度病变，血流 3 级(图 25-2、图 25-3)。

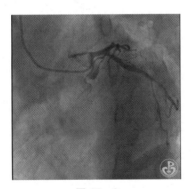 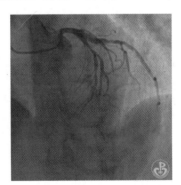

图 25-2   图 25-3

右冠状动脉痉挛，注射硝酸甘油后狭窄明显减轻，血流 3 级(图 25-4、图 25-5)。

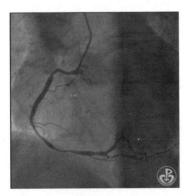 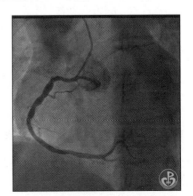

图 25-4   图 25-5

考虑前降支为本次发病的罪犯血管,于前降支植入支架 1 枚,术后前降支血流减慢,患者无症状,下台观察(图 25-6、图 25-7)。

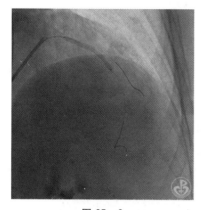 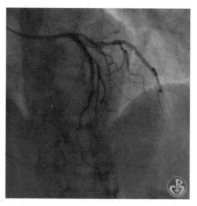

图 25-6   图 25-7

术后患者胸痛仍剧烈,而且持续不缓解,测双上肢血压 180/100mmHg、120/60mmHg,D-二聚体 36.10mg/L,心电图较前无明显动态改变(图 25-8)。

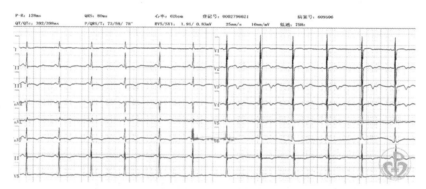

图 25-8

此时想到有没有主动脉夹层呢?行床旁超声检查见可疑主动脉夹层(图 25-9)。

检查所见:
检查时间: 21:30 二维及M型。 左室舒张前后径: 42mm,左室 EF: 57% 心脏各房室腔不大。升主动脉及主动脉弓增宽,内径约42mm。升主动脉及主动脉弓内可见多发低回声团。内可见条状回声,主动脉短轴切面可见混合回声。肺动脉无增宽。室间隔增厚,左室后壁不厚。左室壁运动不协调,左室侧壁及后壁回声增强,局限性运动幅度减低。房室间隔连续完整。各瓣膜形态、结构未见明显异常。心脏运动规则。心包腔见液性暗区,舒张期左室后壁10mm,右室前壁9mm,右房顶11mm。多普勒:主动脉瓣少量反流,二尖瓣、三尖瓣少量反流。

诊断意见:
升主动脉及主动脉弓增宽并血肿形成可能。左室节段性室壁运动异常。室间隔增厚。主动脉瓣轻度反流。二、三尖瓣轻度反流。心包积液。

图 25-9

行 CTA 检查,明确主动脉夹层:腹主动脉夹层(Stanford B 型),累及双侧髂总动脉,升主动脉根部-主动脉弓-胸主动脉-腹主动脉及头臂干、左锁骨下动脉广泛壁间血肿并多发穿透性溃疡形成(图 25-10)。

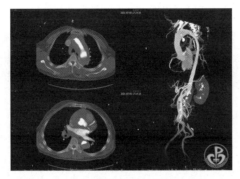

图 25 - 10

实验室检查(表 25 - 1):

表 25 - 1　实验室检查结果

标志物	时间				
	2021 - 07 - 03	2021 - 07 - 05	2021 - 07 - 06	2021 - 07 - 12	2021 - 07 - 23
肌钙蛋白 T（μg/ml）	0.038	0.042	—	—	—
D - 二聚体（mg/L）	36.10	—	17.07	22.50	15.51

家属拒绝外科手术，住院大约 11 天，经保守治疗症状缓解，血压、心率控制良好，安全出院。2 个月后复诊：胸闷症状消失，心脏彩超见报告单(图 25 - 11)。嘱患者继续控制血压、心率。

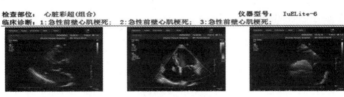

图 25 - 11

主动脉 CTA 检查见血肿较前吸收(图 25 - 12)。

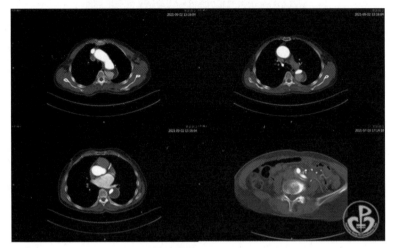

图 25 - 12

海昌教授点评，下列迹象提示主动脉血肿：

1 心电图改变不典型，且无动态演变，与胸痛症状不符。

2 冠状动脉造影检查示前降支中重度狭窄；右冠状动脉痉挛，注射硝酸甘油后恢复。虽然有病变，但 3 支血管血流均为 3 级，与胸痛症状不符。

3 术后测双上肢血压差大于 20mmHg，分别为 180/100mmHg、120/60mmHg。

4 D-二聚体升高 36.10mg/L。

5 心脏超声怀疑主动脉夹层，主动脉 CTA 检查明确诊断。

扫描二维码观看原始病例视频(图 25 - 13)。

图 25 - 13

病例 26

患者 55 岁，突发胸痛 2 小时入院。体型偏胖，有糖尿病病史。心电图见 aVR 导联 ST 段抬高，其他导联 ST 段压低（图 26-1）。

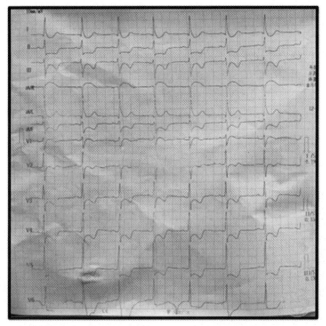

图 26-1

当时立即做了急诊冠状动脉造影检查见右冠状动脉大致正常，回旋支近段严重狭窄，左主干到前降支狭窄，考虑到血流 3 级，没有急诊处理，下台强化抗栓，择期处理（图 26-2、图 26-3）。

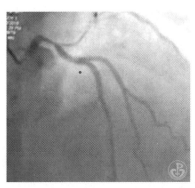

图 26-2

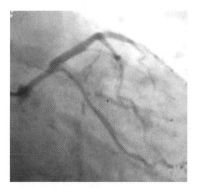

图 26-3

准备 5 天植入支架，患者情况一直很好，术后第 4 天早上再次出现胸痛，心电图胸前导联 ST 段压低明显，再次上台：回旋支闭塞，左主干末端狭窄加重（图 26-4）。

更换指引导管，导丝分别进入前降支及回旋支远端。反复血栓抽吸后造影没有变化，回旋支不显影（图 26 - 5）。

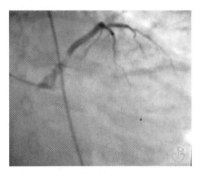 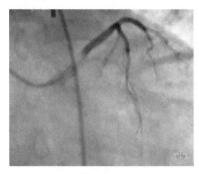

图 26 - 4 图 26 - 5

3.0mm 球囊预扩张左主干末端，同时操作过程中指引导管不小心往左主干方向深插了一下后造影，回旋支血流恢复，回旋支开口及近段狭窄较前次造影明显减轻，病变主要集中在左主干到前降支近段。头位造影发现左主干末端夹层越来越大，血肿向下挤压，导致前降支近段狭窄（图 26 - 6、图 26 - 7）。

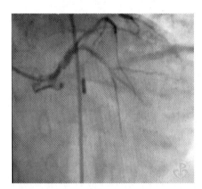 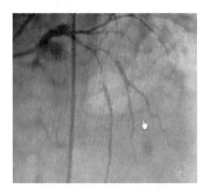

图 26 - 6 图 26 - 7

紧急在主干末端植入 1 枚支架后，前降支、回旋支恢复 3 级血流（图 26 - 8、图 26 - 9）。

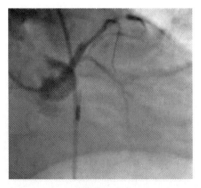 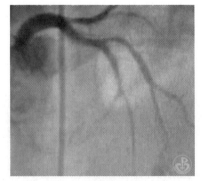

图 26 - 8 图 26 - 9

术后返回监护室，IABP 辅助，给予小剂量去甲肾上腺素，血压尚可，心脏彩超射血分数 55% 左右。

海昌教授点评，下列迹象提示主动脉夹层：

1　本病例虽然没有直接证据，但高度怀疑主动脉夹层。

2　左主干、回旋支近段血肿压迫样病变，冠状动脉内未见夹层破裂口。

3　入院4天后血肿进展，导致回旋支闭塞，左主干病变进展，开通后回旋支近段狭窄消失，考虑为血肿在内膜下移动的原因。

4　左主干到前降支支架植入后前降支支架远端仍有血肿样改变。

扫描二维码观看原始病例视频(图26－10)。

图 26－10

病例 27

患者男性，59 岁，因持续胸痛 1 小时入院。有高血压 10 余年，血压最高可达"190mmHg"，脑出血病史 10 余年。查体：血压 90/50mmHg，脉率 45 次/分，双肺可闻及少许湿啰音。心电图：窦性心律，Ⅰ、aVL、$V_4 \sim V_6$ 导联 ST 段下移 0.1～0.2mV。肌钙蛋白Ⅰ 0.53ng/ml(0～0.16ng/ml)。入院诊断为急性 NSTEMI；高血压 3 级(极高危)。

入院后常规治疗。第 2 天早晨复查肌钙蛋白Ⅰ 2.53ng/ml(0～0.16ng/ml)。心电图下壁导联 Q 波形成，前壁导联 ST 段压低(图 27－1)。

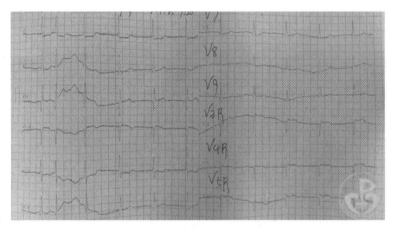

图 27－1

择期行冠状动脉造影检查：左冠状动脉光滑，血管无病变(图 27－2、图 27－3)。

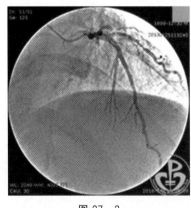

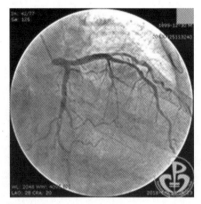

图 27－2　　　　　　　　　　　图 27－3

找不到右冠状动脉开口，导管在主动脉内造影发现主动脉增宽，见内膜片样结构，不能除外主动脉夹层(图 27－4、图 27－5)。

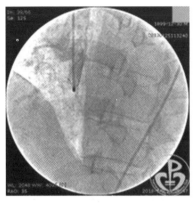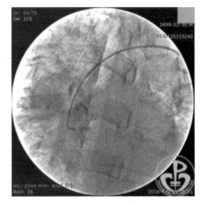

图 27 - 4 图 27 - 5

转至上级医院行主动脉增强 CT 提示：1 型主动脉夹层，撕裂至腹主动脉。手术治疗处理主动脉夹层，术后患者出现肠麻痹、肾衰竭，最终临床死亡。

海昌教授点评，下列迹象提示主动脉夹层：

1 心电图不典型改变，心肌损伤标志物轻度增高的不典型心肌梗死。
2 左冠状动脉完全正常，没有任何斑块，与心电图前壁导联 ST 段压低不符。
3 找不到右冠状动脉开口。
4 升主动脉内造影可见主动脉增宽，导管随心跳剧烈摆动，呈"死亡芭蕾"样跳动；主动脉显影呈现平直的线性结构，为假腔面内膜片显影，导管跨越 2 个腔，部分在假腔、部分在真腔表现。

扫描二维码观看原始病例视频(图 27 - 6)。

图 27 - 6

病例 28

患者女性，胸痛 5 小时来诊，伴左上肢麻木，腹痛。

入院时及术前心电图均显示三度房室传导阻滞，下壁导联 ST 段抬高，前壁导联 ST 段压低(图 28 - 1、图 28 - 2)。

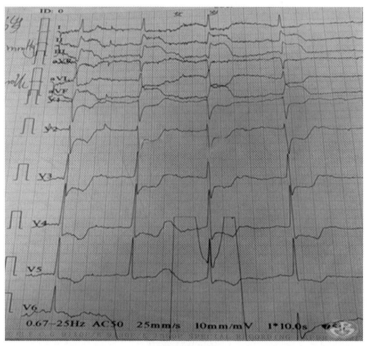

图 28 - 1

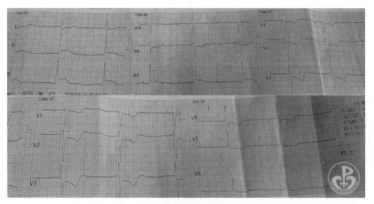

图 28 - 2

入院诊断为急性下壁心肌梗死。行急诊冠状动脉造影检查，导管一直无法进入左、右冠状动脉开口(图 28 - 3、图 28 - 4)。

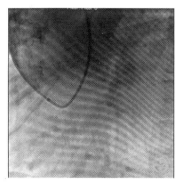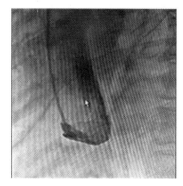

图 28-3　　　　　　　　　　　　图 28-4

　　换了几次管子，最后勉强做了一个右冠状动脉造影，结果有点吓人，左冠状动脉造影就不敢做了(图 28-5)。

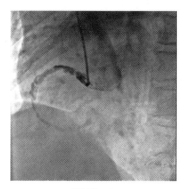

图 28-5

　　赶紧推入 CT 室，做主动脉 CTA 检查，发现是 1 型主动脉夹层，想想都后怕，如果在台上再多试一会，可能就不知道捅破哪儿了。

海昌教授点评，下列迹象提示主动脉夹层：

1　临床表现不典型，胸痛伴腹痛，并有左上肢麻木的神经系统表现。
2　造影找不到冠状动脉开口，此时导管在假腔。
3　窦底造影发现主动脉增宽，窦底形状改变，有造影剂滞留，此时导管在假腔。
4　主动脉内造影时，导管左右大幅度摆动，为主动脉撕开的内膜片拍击导管导致，呈"死亡芭蕾"样跳动。
5　右冠状动脉造影检查时，冠状动脉轮廓显影，造影剂不均匀着色，为夹层显影的表现，窦底失去正常结构，导管呈"死亡芭蕾"样跳动。

　　扫描二维码观看原始病例视频(图 28-6)。

图 28-6

病例 29

患者男性，39 岁，因突发胸痛 4 小时急诊入院。有高血压病史，平时血压控制在 (140～150)/(80～90)mmHg。入院血压 104/80mmHg。

诊断为急性下壁心肌梗死。急诊行冠状动脉造影检查：左冠状动脉光滑无狭窄，右冠状动脉远端局限性狭窄，血流 3 级(图 29-1、图 29-2)。

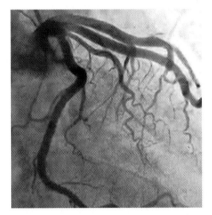
图 29-1

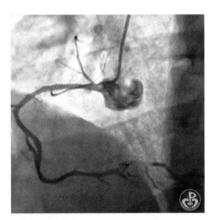
图 29-2

计划处理右冠状动脉远端病变，球囊扩张后造影，并用球囊测量病变长度，此时发现后降支受影响(图 29-3)。

再送入第 2 根导丝进入后降支，造影发现右冠状动脉远端无血流，冠状动脉内注射扩血管药物后，血流恢复(图 29-4、图 29-5)。

后三叉形态比刚才好一些，后降支扩张后又出现类似后侧支开始时的病变(图 29-6)。

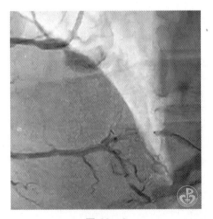
图 29-3

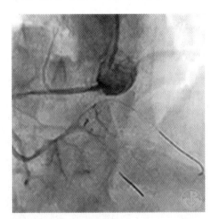
图 29-4

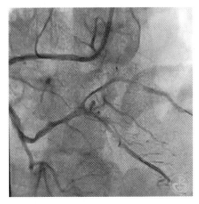
图 29 - 5

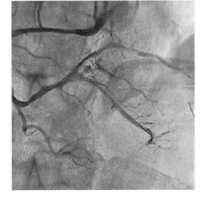
图 29 - 6

在后侧支植入 1 枚支架。植入支架部位血管恢复正常管腔,但支架近端仍有严重狭窄(图 29 - 7、图 29 - 8)。

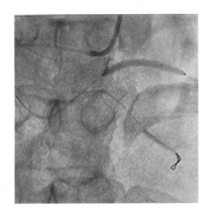
图 29 - 7

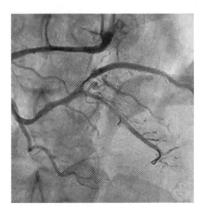
图 29 - 8

再次冠状动脉内注射扩血管药后,右冠状动脉远端改善,后降支仍有类似最初造影时病变(图 29 - 9)。

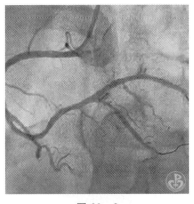
图 29 - 9

此时患者胸痛改善,迅速送回监护室。在术中犹豫的过程中曾想过做血管内超声(intravascular ultrasound,IVUS),隐隐有点恐惧,迅速撤退了。

回想术中造影时右冠状动脉头位可见主动脉瓣大量反流。术后急诊测D-二聚体明显升高(图29-10),因此高度怀疑主动脉夹层合并急性心肌梗死,甚至原发主动脉夹层,壁内血肿延展至右冠状动脉。

主题名称	检查项目	英文缩写	结果值	单位	参考值	提示
二聚体定量	▲D-二聚体定量	D-DIMER	20.65	mg/L FEU	≤0.55mg/L FEU	↑
	凝血酶原时间	PT	12.9	秒	9.6-13.0秒	
	凝血酶原活动度	PA	76.3	%	80.0-120.0%	↓
	凝血酶原时间比值	PR	1.15		0.80-1.20	
	国际标准化比值	INR	1.16		0.80-1.20	
血四项	活化部分凝血活酶时间	APTT	53.7	秒	21.0-34.0秒	↑
	血浆纤维蛋白原	FBG	155.4	mg/dl	170.0-400.0mg/dl	↓
	凝血酶时间	TT	106.3	秒	14.0-21.0秒	↑

图 29-10

紧急行主动脉CTA检查,果然确诊为1型主动脉夹层,累及右冠状动脉(图29-11)。

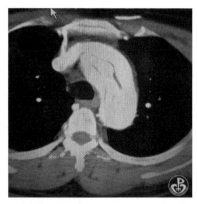

图 29-11

海昌教授点评,下列迹象提示主动脉夹层:

1. 造影见左、右冠状动脉均光滑无病变,右冠状动脉远端局限性狭窄,病变特点为压迫样改变,需要区别血栓性病变。

2. 处理过程中,扩张及支架后,病变近段及后降支受累,为挤压后血肿向近段移动造成。

3. 手机拍摄视频视野小,没有见到明显的导管摆动和主动脉瓣反流,术者介绍术中可见明显的主动脉瓣反流。

4. 术后测D-二聚体升高。

5. CTA检查明确1型主动脉夹层。

扫描二维码观看原始病例视频(图29-12)。

图 29-12

病例 30

患者男性，45 岁。主诉胸、背部持续性疼痛 2 小时。

入院急诊查心电图显示窦性心律，V_1～V_3 导联 ST 段弓背向上抬高，其余导联 ST 段压低，T 波低平（图 30-1）。

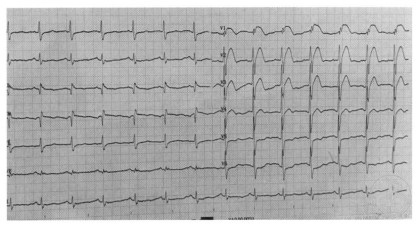

图 30-1

初步诊断为急性前间壁 ST 段抬高型心肌梗死。双绕行直达导管室，造影见前降支光滑正常，右冠状动脉开口闭塞，导管在主动脉内呈"死亡芭蕾"样跳动（图 30-2、图 30-3）。

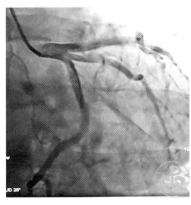

图 30-2

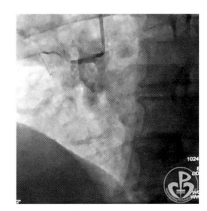

图 30-3

怀疑主动脉夹层，更换猪尾导管，行升主动脉造影检查，显示主动脉呈造影剂染色不均匀的真、假两个腔，主动脉内可见左右摆动的内膜片，确定为主动脉夹层（图 30-4）。

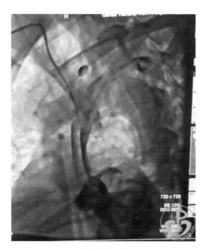

图 30 - 4

海昌教授点评，下列迹象提示主动脉夹层：

1　不典型心肌梗死表现：症状不典型，伴有后背部疼痛；心电图提示非典型ST
　　段抬高表现。

2　急性心肌梗死心电图定位与冠状动脉造影检查发现的罪犯血管不一致。

3　右冠状动脉造影检查可见导管呈"死亡芭蕾"样跳动，视频一帧一帧播放可见导
　　管在显影的主动脉轮廓外，说明导管穿越了主动脉夹层的真、假两腔。

4　孤立性右冠状动脉开口闭塞，其他血管光滑。

5　导管在主动脉内造影可见明显的主动脉真、假腔结构，明确主动脉夹层。

扫描二维码观看原始病例视频(图 30 - 5)。

图 30 - 5

病例 31

患者女性，50 岁，胸、背部疼痛 1 天急诊入院，高血压病史 5 年。入院时是周日晚上，心电图提示下壁心肌梗死，肌钙蛋白升高，疼痛可耐受，时间超过 24 小时，故未急诊。约 21：00 时下级医生电话告知突然转为三度房室传导阻滞，血压尚可，症状可，准备从外面赶回来急诊，路上又接电话说转为一度房室传导阻滞，嘱密切观察，一夜无事。

周一早上行冠状动脉造影检查，提示左冠状动脉正常（图 31 - 1、图 31 - 2）。

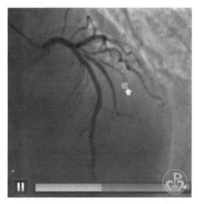

图 31 - 1

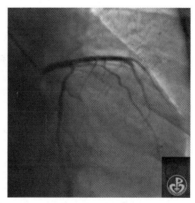

图 31 - 2

右冠状动脉开口闭塞，有造影剂通过，感觉次全闭塞，应该是简单病变（图 31 - 3）。

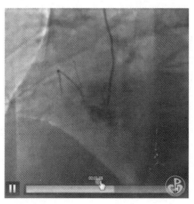

图 31 - 3

此时患者心电监护显示三度房室传导阻滞，置入临时起搏器；经桡动脉入路，使用 JR 4.0 导管，Runthrough 导丝不能通过闭塞的右冠状动脉（图 31 - 4、图 31 - 5）。

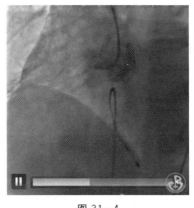

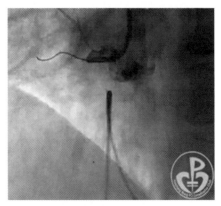

图 31-4　　　　　　　　　　　　　　图 31-5

Pilot 50 导丝仍不能通过右冠状动脉闭塞段到达远端真腔(图 31-6)。

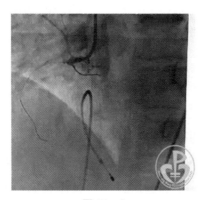

图 31-6

撤出导丝后造影,远端有血管显影,此时考虑不能排除主动脉夹层。行升主动脉造影确定为主动脉夹层(图 31-7、图 31-8)。

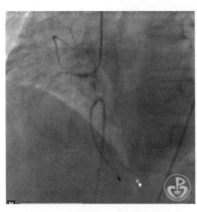
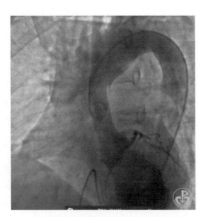

图 31-7　　　　　　　　　　　　　　图 31-8

邀请外科会诊,外科医生建议做 Bentall 手术,家属放弃治疗。出院后随访过程中患者在一次上厕所时猝死。

海昌教授点评，下列迹象提示主动脉夹层：

1 症状不典型，胸痛伴后背部疼痛。

2 左冠状动脉血管完全正常。

3 孤立性右冠状动脉开口闭塞，右冠状动脉造影检查时可见窦底及右冠状动脉开口形状改变。

4 右冠状动脉 PCI 中造影可见导管在主动脉内大幅度摆动，呈"死亡芭蕾"样跳动。

5 看似简单的右冠状动脉次全闭塞，导丝不能顺利通过，实际上此时导管头端在假腔，右冠状动脉开口呈现夹层盲端样改变。

6 主动脉非选择造影可见明确的主动脉真、假腔结构，确定为主动脉夹层。

扫描二维码观看原始病例视频(图 31-9)。

图 31-9

病例 32

患者 54 岁，急性下壁 STEMI，急诊行冠状动脉造影检查见左冠状动脉正常，右冠状动脉开口狭窄（图 32-1、图 32-2）。

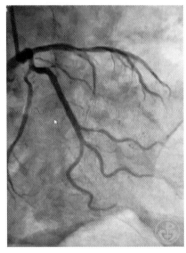
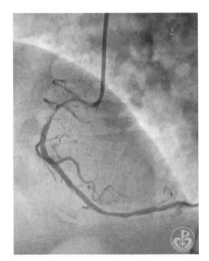

图 32-1   图 32-2

右冠状动脉简单病变，植入 1 枚支架，此时可见导管摆动，顺便看看主动脉窦，窦底形状改变（图 32-3、图 32-4）。

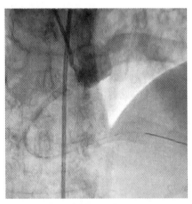
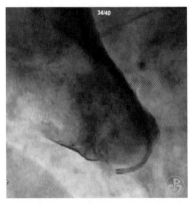

图 32-3   图 32-4

群内王枫岭主任（河南省胸科医院）：主动脉窦影像高度怀疑主动脉夹层，形状改变，失去正常主动脉窦形状（图 32-5）。

术后回顾术前 D-二聚体升高（图 32-6，术前没有注意结果）。术后行主动脉 CTA 检查，确诊主动脉夹层，转心外科治疗，顺利出院。

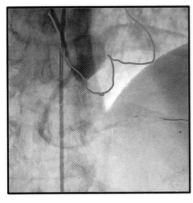

图 32 - 5

D-二聚体	93.71	H	mg/L	0~0.55
纤维蛋白原降解产物	343.11	H	ug/ml	0~5.00
血浆抗凝血酶III	75.60	L	%	80.00~130.0
活化部分凝血酶原时	30.00	N	秒	23.00~35.0
凝血酶时间	23.20	H	秒	14.00~21.0
纤维蛋白原	1.13	L	g/L	2.00~4.00
PT SEC秒	14.10	H	秒	10.00~14.00
PT %活动度	75.50	N	%	70.00~125.0
PT R凝血酶原比值		N		0.80~1.50
PT INR国际标准比值	1.12	N		0.80~1.50
肌钙蛋白T	38	H	ng/L	0~14
钾	2.4	L	mmol/L	3.5~5.5
镁	1.20	H	mmol/L	0.70~1.0
尿酸	470	H	umol/L	150~41

图 32 - 6

术者体会：

相信只要冠状动脉介入术做得久了，任何专家都会遇到这种情况，只是有的人能意识到，而有的人意识不到，初学者上当的不少，我们以前都上过当！但只要我们不反复上当，拿自己的教训做自己的经验是介入"大家"，拿别人的教训做自己的经验是介入"大神"。

海昌教授点评，下列迹象提示主动脉夹层：

1 D-二聚体升高。

2 左冠状动脉及右冠状动脉远端血管正常，血管光滑没有斑块。右冠状动脉近段孤立性病变，病变类似于压迫样改变，可见狭窄远端造影剂排空延迟现象，为近段狭窄处被血肿压迫致使造影剂排空更快所致。

3 术中可以见到导管摆动，呈"死亡芭蕾"样跳动，为主动脉内膜片拍击导管所致。

4 窦底平直，形状改变，为夹层内膜片阻挡造影剂形成。

5 主动脉瓣大量反流。

扫描二维码观看原始病例视频（图 32 - 7）。

图 32 - 7

病例 33

患者女性，55岁，突发胸痛2小时入院。心电图显示窦性心律，下壁导联ST段轻度抬高，前壁导联ST段压低，T波倒置双向(图33-1)。

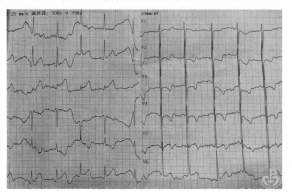

图33-1

入院后行胸腹部CT平扫及心脏超声均未见异常(图33-2)。

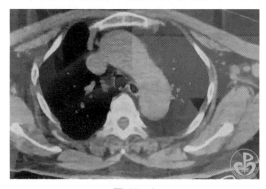

图33-2

急诊冠状动脉造影显示左冠状动脉血管无狭窄，3级血流(图33-3、图33-4)。

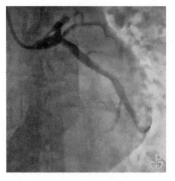 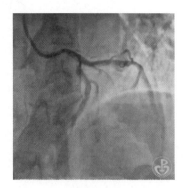

图33-3　　　　　　　　　　　　图33-4

右冠状动脉远端,后侧支开口闭塞。顺利开通后恢复 3 级血流,局部植入 1 枚支架(图 33 - 5、图 33 - 6)。

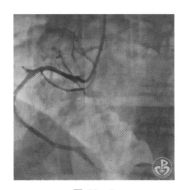
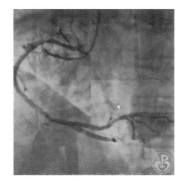

图 33 - 5　　　　　　　　　　　　图 33 - 6

术后患者诉右下肢麻木,足背动脉搏动减弱。床旁超声检查下肢血管时发现腹主动脉内内膜片摆动(图 33 - 7)。紧急行主动脉 CTA 检查发现患者为 1 型主动脉夹层(图 33 - 8)!

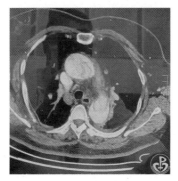
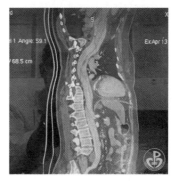

图 33 - 7　　　　　　　　　　　　图 33 - 8

海昌教授点评,下列迹象提示主动脉夹层:

1　这是一例隐藏比较深的主动脉夹层病例,术前心脏彩超及常规胸部 CT 均未显示主动脉夹层,而且冠状动脉造影见右冠状动脉远端闭塞符合心肌梗死表现。

2　术前唯一迹象是心电图不典型,与冠状动脉造影结果不符合。

3　术后出现新发的神经系统障碍表现。

4　术后腹主动脉超声发现主动脉内漂动的内膜片。

5　最终还是靠主动脉 CTA 确诊。

扫描二维码观看原始病例视频(图 33 - 9)。

图 33 - 9

病例 34

　　胸痛患者(没有提供心电图等背景资料)紧急上台行 PCI,造影显示左冠状动脉正常,右冠状动脉开口闭塞(图 34-1)。

　　抽吸血栓后造影显示血流恢复(图 34-2),心律、血压恢复,打算下台送回监护病房加强抗栓治疗后再复查。

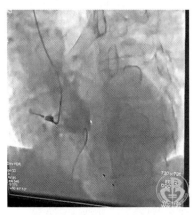 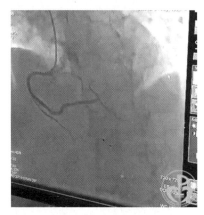

　　　　　　图 34-1　　　　　　　　　　　　　　图 34-2

　　下台前复查造影显示,右冠状动脉开口再次变狭窄,只好在右冠状动脉开口处放置 1 枚 3.5mm 的支架(图 34-3、图 34-4),支架释放后右冠状动脉恢复 3 级血流,支架膨胀贴壁良好。术后患者一般情况良好,血压、心律恢复。

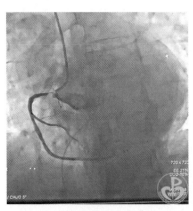 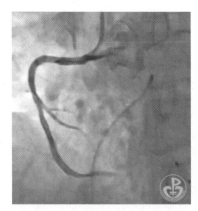

　　　　　　图 34-3　　　　　　　　　　　　　　图 34-4

　　术后讨论,专家提示可能是主动脉夹层,于是将患者从导管室直接送到 CT 室行 CTA 检查,确诊为主动脉夹层,转院治疗。

海昌教授点评，下列迹象提示主动脉夹层：

1 孤立性右冠状动脉开口闭塞，左冠状动脉及右冠状动脉远端血管完全正常，无狭窄及斑块。

2 右冠状动脉造影检查时可见窦底形状改变，导管呈"死亡芭蕾"样大幅度跳动，此时右冠状动脉开口夹层盲端样改变，与远端显影的冠状动脉之间明显有隔膜样影像，此时导管在假腔。

3 行右冠状动脉PCI时指引导管幸运地进入夹层真腔，且导丝顺利通过病变，抽吸后血管恢复正常，内膜光滑，下台前造影显示狭窄再次加重，符合血肿压迫样改变。

4 PCI中造影时可见窦底形状改变，导管呈"死亡芭蕾"样跳动，主动脉瓣大量反流。

5 主动脉CTA检查确诊主动脉夹层。

扫描二维码观看原始病例视频（图34-5）。

图34-5

病例 35

胸痛患者行 PCI，造影提示左主干闭塞，主动脉增宽，多功能导管在主动脉内自由转动(图 35-1)。

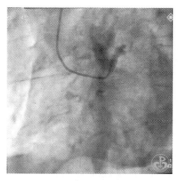

图 35-1

准备尝试开通左主干，指引导管到位，可见窦底形状改变，导管摆动，导丝无法通过(图 35-2 至图 35-5)。

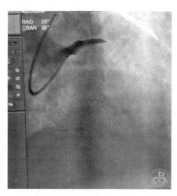

图 35-2

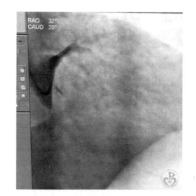

图 35-3

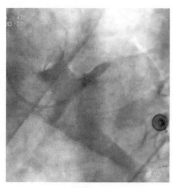

图 35-4

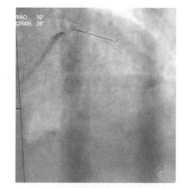

图 35-5

海昌教授点评，下列迹象提示主动脉夹层：

1 造影左主干闭塞，左主干周围主动脉管壁造影剂滞留，窦底平直失去正常形状，导管在主动脉内自由旋转，主动脉增宽，此时造影导管在假腔。

2 指引导管造影，左主干呈现夹层盲端样改变，窦底平直，造影剂消散缓慢说明血流缓慢，此时导管在假腔，导丝不可能到达远端真腔。

扫描二维码观看原始病例视频（图 35-6）。

图 35-6

病例 36

患者因发作性胸痛就诊。发病时心电图表现 aVR 导联 ST 段抬高，多导联 ST 段压低(图 36-1)。

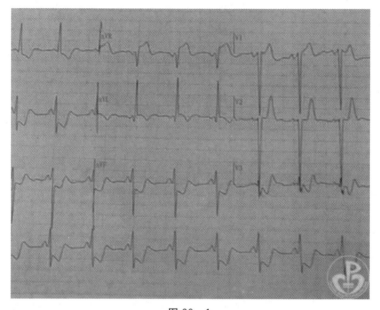

图 36-1

复查心电图有动态改变，ST 段都回到基线位置(图 36-2)。

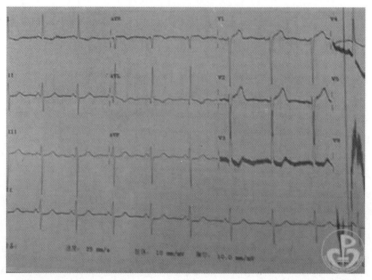

图 36-2

急诊上台发现左主干病变，导管进入左窦，漂导丝到主动脉造影（防止导管深插左主干），发现主动脉夹层累及左主干开口（图 36 - 3）。

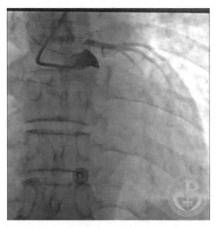

图 36 - 3

海昌教授点评，下列迹象提示主动脉夹层：

1　患者发作性胸痛，症状发作时心电图表现为左主干闭塞，没有更多资料，就现有资料，有冠状动脉造影指征。

2　主动脉增宽。

3　前降支及回旋支远端均为正常血管，孤立性左主干开口线性重度狭窄。

4　窦底形状改变，可见内膜片摆动，导管被拍击地呈"死亡芭蕾"样跳动。

5　主动脉瓣反流。

扫描二维码观看原始病例视频（图 36 - 4）。

图 36 - 4

病例 37

患者男性，29 岁，因突发胸痛 1 小时入院。患者身高 1.92m，瘦长体型，眼球凸出，其母亲年轻时去世。

急诊查体：血压 92/61mmHg，全身湿冷，躯干皮肤发绀，双侧桡动脉搏动弱。肌钙蛋白 28.86pg/ml(0～14pg/ml)。急查心电图提示左主干闭塞病变(图 37 - 1)。

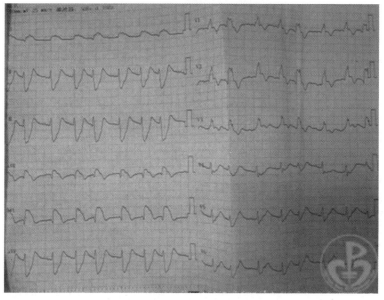

图 37 - 1

急诊行造影检查，找不到冠状动脉开口，发现造影剂向心室反流，升主动脉增宽，提高导管造影发现夹层累及升主动脉(图 37 - 2、图 37 - 3)。

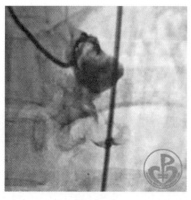

图 37 - 2

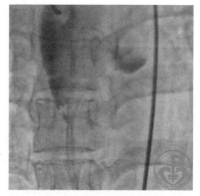

图 37 - 3

急行 CT 检查，显示升主动脉、主动脉弓及胸主动脉夹层(图 37 - 4)。

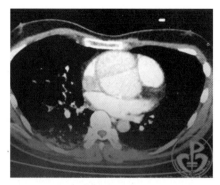

图 37 - 4

CT 检查后 10 分钟，患者突发心搏、呼吸骤停。气管插管时大量鲜血从气道涌出，提示夹层破裂。患者死亡。

海昌教授点评，下列迹象提示主动脉夹层：

1　年轻患者急性心肌梗死，心电图表现为左主干闭塞。

2　经股动脉入路找不到冠状动脉开口，左冠状动脉造影检查示左主干未显影，窦底形状改变，造影剂大片滞留，主动脉瓣大量反流。

3　回撤导管在升主动脉造影可见主动脉呈现大肠样，管壁及窦底有造影剂滞留，血流速度缓慢，此时导管在主动脉夹层的假腔。

4　有可疑的家族史。

5　CTA 检查明确主动脉夹层诊断。

扫描二维码观看原始病例视频（图 37 - 5）。

图 37 - 5

病例 38

患者急性胸痛半小时就诊。

急诊检查外周血压收缩压 90mmHg，主动脉腔内压力都不高，心电图见图 38-1。

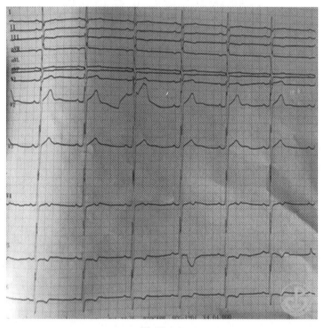

图 38-1

急诊行冠状动脉造影检查，发现主动脉夹层！导管不知在真腔内还是在假腔内，找不到左、右冠状动脉开口（图 38-2、图 38-3）。

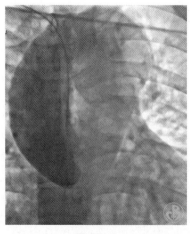

图 38-2

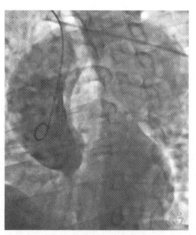

图 38-3

海昌教授点评，下列迹象提示主动脉夹层：

1 胸痛患者，心电图为不典型的 ST 段抬高表现。

2 主动脉增宽。

3 导管呈"死亡芭蕾"样左右跳动，窦底形状改变，窦底可见内膜片摆动，主动脉内血流减慢，可见主动脉分成两个腔，导管位于外侧（靠右侧）腔内，是夹层假腔。

扫描二维码观看原始病例视频（图 38 - 4）。

图 38 - 4

病例 39

患者男性，40岁，晕厥4小时入院。有高血压病史、吸烟史。4小时前出现晕厥，持续约3分钟后神志转清，感胸痛，呈持续性疼痛，伴憋喘、出汗。在当地医院就诊，诊断为"急性心肌梗死"，口服阿司匹林300mg、替格瑞洛180mg后转至我院。入院查体：血压70/40mmHg，心率130次/分。心肌损伤标志物全部升高。心电图可见aVR导联ST段轻度抬高，前壁导联ST段压低（图39-1）。

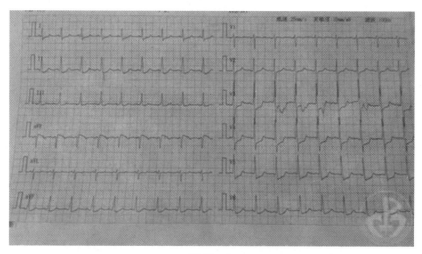

图 39-1

入院后行急诊冠状动脉造影检查。上台后桡动脉摸不清，但患者意识尚正常。正位主动脉增宽，造影检查很顺利：冠状动脉光滑无斑块，右冠状动脉呈全程痉挛样改变（图39-2、图39-3）。视频可见心脏外缘无搏动（心包积液表现）。

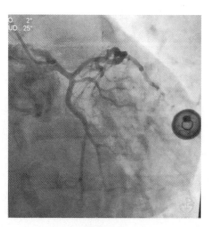

图 39-2

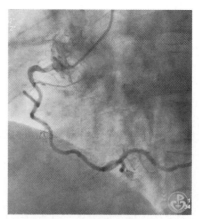

图 39-3

做了主动脉非选择性造影检查，发现主动脉夹层（图39-4）！

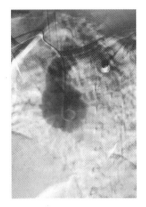

图 39 - 4

急诊外科开胸清除心包内凝血块，整个升主动脉全是紫黑色的(图 39 - 5、图 39 - 6)。

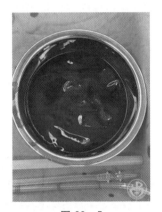

图 39 - 5

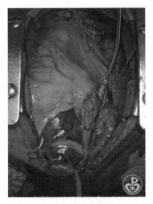

图 39 - 6

患者术后恢复良好。

海昌教授点评，下列迹象提示主动脉夹层：

1 心肌梗死伴有晕厥的神经系统障碍表现。

2 心电图非典型 ST 段抬高表现，仅表现为 aVR 轻度抬高，前壁导联 ST 段压低。

3 冠状动脉造影检查发现心包积液表现：冠状动脉呈扭动状态(大量心包积液时心脏漂浮在心包积液内，心脏搏动时会在心包内摆动，此时造影表现为冠状动脉的扭动)；心包外缘不搏动；心肌外缘呈现一条透亮带随心脏搏动跳动；心肌外缘透亮带与心包外缘之间距离增加为心包积液。

4 主动脉造影可见明确的主动脉夹层。

扫描二维码观看原始病例视频(图 39 - 7)。

图 39 - 7

病例 40

患者中年男性，以胸闷 4 小时转入我院。当日患者驾车时突发起病，位于胸骨后，呈持续压迫感，伴有出汗。有高血压病史 15 年，间断口服硝苯地平缓释片，未监测血压，否认烟酒史。入院查体测双侧上肢血压对称，主动脉瓣听诊区及颈动脉未闻及杂音。双侧足背动脉对称有力。

在当地医院查心电图提示下壁心肌梗死、三度房室传导阻滞（图 40-1）。转入我院时症状减轻。心肌梗死三项提示肌酸激酶同工酶和肌红蛋白明显升高。

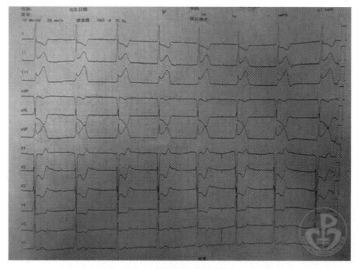

图 40-1

急诊行冠状动脉造影检查，发现造影导丝在锁骨下通过困难（图 40-2）。心中一阵紧张，不会是主动脉夹层吧?!

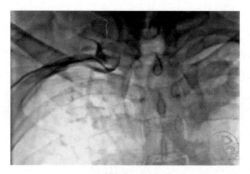

图 40-2

调整后导管到位，左冠状动脉光滑无狭窄（图 40-3、图 40-4）。

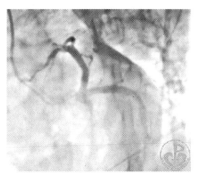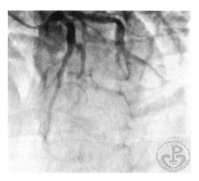

图 40 - 3   图 40 - 4

右冠状动脉开口狭窄，导管大幅度摆动，主动脉瓣大量反流（图 40 - 5、图 40 - 6 是同一视频的不同帧）。

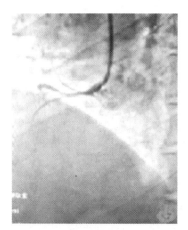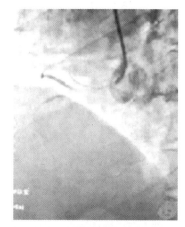

图 40 - 5   图 40 - 6

紧急下台，行 CTA 检查证实为主动脉夹层。

海昌教授点评，下列迹象提示主动脉夹层：

1 导丝在锁骨下动脉进入升主动脉困难。

2 左冠状动脉血管完全正常，右冠状动脉近端完全闭塞，导管呈"死亡芭蕾"样跳动，主动脉瓣大量反流。

3 主动脉非选择性造影可见主动脉夹层样结构：主动脉内膜片把主动脉分成真、假两腔，导管在真腔，血流速度快，管腔狭窄，假腔随后显影，假腔宽大，血流速度慢，真、假腔之间可见内膜片摆动。

扫描二维码观看原始病例视频（图 40 - 7）。

图 40 - 7

病例 41

患者男性，58 岁，发作性胸闷、胸痛 20 天，1 天前加重，伴恶心、头晕。心肌损伤标志物阴性，心电图未见明显异常（图 41-1）。

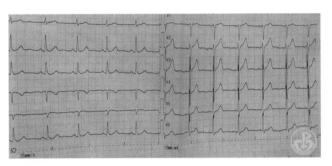

图 41-1

心脏超声检查未见异常（图 41-2）。

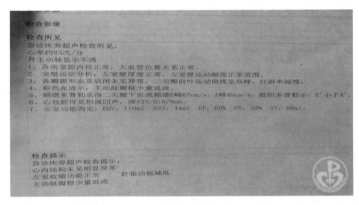

图 41-2

择期行冠状动脉造影检查，发现前降支中段及左缘支近段严重狭窄（图 41-3、图 41-4）。

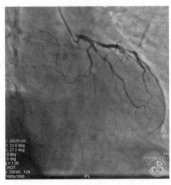

图 41-3

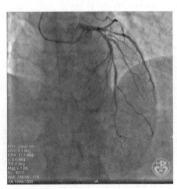

图 41-4

右冠状动脉有轻度病变(图 41 - 5)。

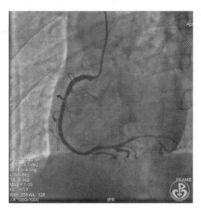

图 41 - 5

对左缘支及前降支中段行支架植入(图 41 - 6、图 41 - 7),手术顺利。

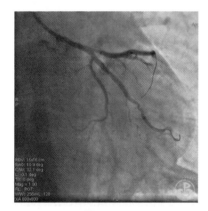

图 41 - 6

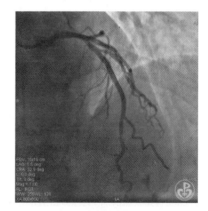

图 41 - 7

患者术后 4 小时出现胸闷、气短不适。查心电图,下壁导联 ST 段抬高(图 41 - 8)。

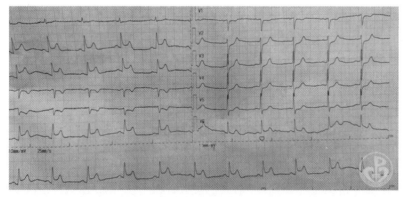

图 41 - 8

紧急复查冠状动脉造影未见支架内血栓,血流通畅,可见心包积液(图 41 - 9、图 41 - 10,扫码观看视频更明显)。

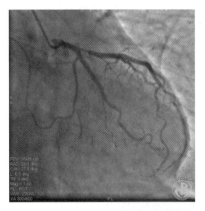
图 41 - 9

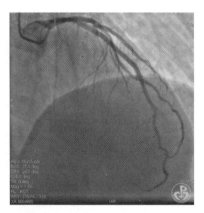
图 41 - 10

右冠状动脉造影检查示无明显变化，可见心包积液（图 41 - 11、图 41 - 12，扫码观看视频更明显）。

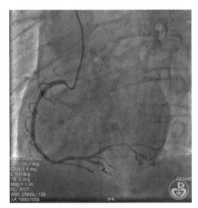
图 41 - 11

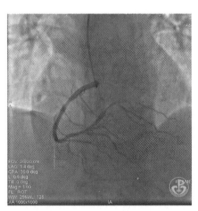
图 41 - 12

术后心电图恢复（图 41 - 13）。

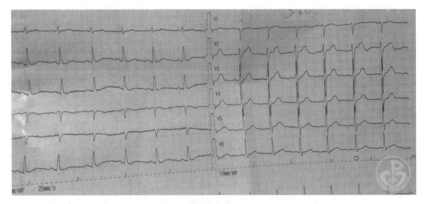
图 41 - 13

急行主动脉 CTA 检查，见升主动脉壁内血肿（图 41 - 14）。

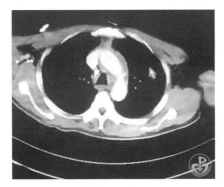

图 41-14

严格卧床休息，严格控制血压、心率，动态复查胸部 CT，开展心脏超声等检查。替格瑞洛 90mg，2 次/日；阿托伐他汀 20mg，1 次/日；伊伐布雷定 5mg，2 次/日；尼可地尔 5mg，3 次/日；曲美他嗪片 20mg，3 次/日。

经治疗复查主动脉 CTA，血肿吸收，安全出院。

海昌教授点评，下列迹象提示主动脉夹层：

1　这是 1 例择期 PCI 手术，手术顺利，术中未发现异常情况，术后 4 小时突发胸痛，心电图有下壁导联 ST 段抬高，不能排除急性支架内血栓或冠状动脉损伤，有急诊复查造影的指征。

2　急诊复查冠状动脉造影未发现支架内血栓、血管损伤等情况，但造影表现符合心包积液表现：左冠状动脉造影检查明显看到心脏跳动时心包外缘不动；蜘蛛位造影可见冠状动脉扭动（心脏漂在心包积液里随心跳摆动，造影时表现为冠状动脉扭动，有人称其为"女妖舞蹈"样扭动）；心脏外缘与心包外缘有一定距离（随心包积液量大小、距离远近不同）。

3　主动脉 CTA 检查发现主动脉血肿，并未发现主动脉夹层。就现有资料分析，不能鉴别是原发性主动脉血肿还是与操作相关的结果。经控制血压、降低心率等治疗多数血肿可逐渐吸收。

扫描二维码观看原始病例视频（图 41-15）。

图 41-15

病例 42

患者女性，48 岁，突发胸、背疼痛伴大汗 7 小时入院。

查体：血压 100/60mmHg，心率 55 次/分。化验：肌钙蛋白 I 0.48ng/ml，肌酸激酶同工酶 51ng/ml，肌红蛋白＞900ng/ml，B 型钠尿肽前体 1130ng/ml，D - 二聚体 77400ng/ml。心电图示下壁导联 ST 段抬高（图 42 - 1）。

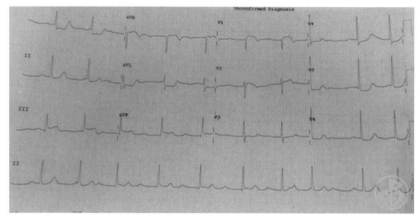

图 42 - 1

考虑为急性心肌梗死。急诊行冠状动脉造影检查：经右侧桡动脉入路，左冠状动脉光滑，无斑块（图 42 - 2、图 42 - 3），找不到右冠状动脉开口，视频中可见导管在左冠状动脉内大幅度摆动。

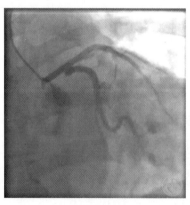

图 42 - 2

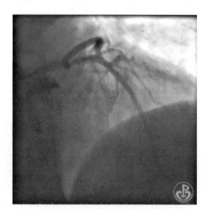

图 42 - 3

穿刺右侧股动脉，JR 指引导管仍找不到右冠状动脉开口，导管在主动脉内摆动，可见窦底形状改变（图 42 - 4、图 42 - 5）。

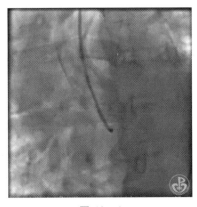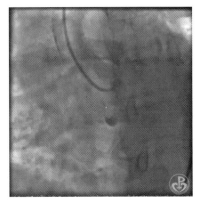

图 42 - 4   图 42 - 5

造影导管符合主动脉夹层表现，赶快更换猪尾导管查看，最终确定主动脉夹层诊断(图 42 - 6)。

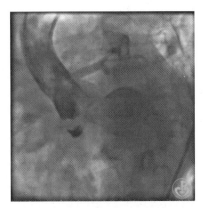

图 42 - 6

海昌教授点评，下列迹象提示主动脉夹层：

1　胸痛伴有后背疼痛，D-二聚体增高。

2　经桡动脉入路行冠状动脉造影检查示左冠状动脉血管正常，内膜光滑，造影时可见窦底形状改变，窦底内膜片摆动，导管在左主干开口进出跳动，呈"死亡芭蕾"样跳动。

3　找不到右冠状动脉，导管在主动脉内呈"死亡芭蕾"样跳动，窦底形状改变，内膜片摆动，主动脉分层显影。

扫描二维码观看原始病例视频(图 42 - 7)。

图 42 - 7

病例 43

患者男性，39 岁，入院 1.5 小时前(约为 21：50)无明显诱因突发胸闷，伴左侧面部及牙颌部麻木不适，全身乏力，恶心、呕吐 2 次，症状持续不缓解。

高血压病史 8 年，最高 200/? mmHg，自服硝苯地平缓释片治疗，血压控制情况不详。22：13 自行到医院，22：30 行心电图检查提示窦性心律、左心室肥厚、ST - T 改变(图 43 - 1)，22：43 心肌梗死三项检查提示无异常，急诊住院。查体：体温 36℃，脉率 67 次/分，呼吸 16 次/分，血压 129/79mmHg。

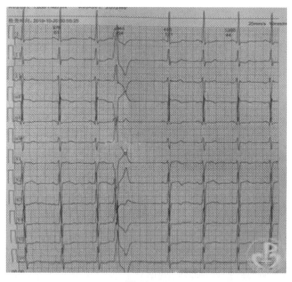

图 43 - 1

入院后行冠状动脉造影检查，可见导管在主动脉内呈"鬼魅样的舞蹈"影(图 43 - 2、图 43 - 3 是同一视频的不同帧，视频中可见导管大幅度摆动)。

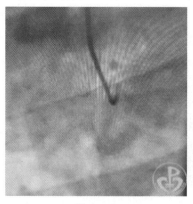

图 43 - 2

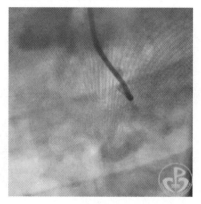

图 43 - 3

勉强找到右冠状动脉开口，无明显狭窄(图43-4、图43-5)，未找到左冠状动脉开口。

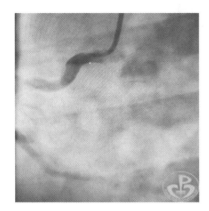 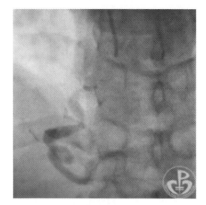

图43-4   图43-5

下台，急诊行CTA检查，证实为主动脉夹层(图43-6、图43-7)。

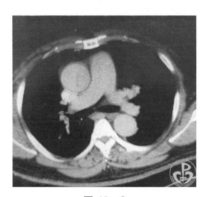 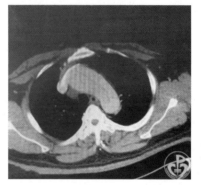

图43-6   图43-7

海昌教授点评，下列迹象提示主动脉夹层：

1 患者胸痛伴神经系统障碍表现，左侧面部及牙颌部麻木。
2 心电图无典型ST段抬高表现，心肌损伤标志物阴性。
3 导管在主动脉内呈"死亡芭蕾"样跳动。
4 右冠状动脉血管正常，内膜光滑，找不到左冠状动脉开口。
5 主动脉CTA检查证实主动脉夹层。

扫描二维码观看原始病例视频(图43-8)。

图43-8

病例 44

患者男性，48岁，因突发胸痛1小时入院。吸烟20年，高血压病史不详。患者入院当天中午进食后，突发前胸部压榨性闷痛感，并大汗、呼吸困难、恶心、呕吐。急诊心电图检查提示窦性心律过缓，下壁导联ST段抬高0.05～0.1mV（图44-1）。

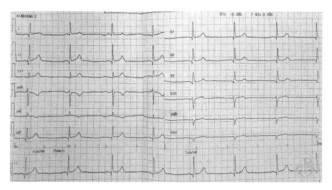

图 44-1

诊断为急性心肌梗死。急诊行冠状动脉造影检查：右侧桡动脉路径，5F的Tig多功能造影导管难以到达左、右冠状动脉口，正位Tig造影管，前期显影剂分布不均匀，排空缓慢，但后期有2个征象提示夹层：①升主动脉外侧显影剂呈半月形不能排空；②造影管头端有显影剂滞留。当时经验不足没有及时辨识出（图44-2、图44-3是同一视频的不同帧）。

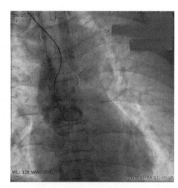

图 44-2

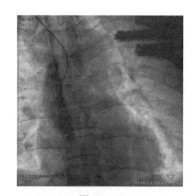

图 44-3

术者感觉造影不正常，换猪尾导管左前斜位在窦底造影，手推显影剂，主动脉"变窄"了，且边界光滑，显影剂排空快且均匀，少许显影剂逸出至现在的"主动脉"以外。当时经验缺乏，没有及时辨识，以为可以排除主动脉夹层（图44-4）。

Tig在左前斜位拟造影右冠状动脉，结果显示：显影剂不均匀，主动脉内侧边界粗糙，如同结肠外形（图44-5）。

拟退出造影管，结果发现显影剂在主动脉内侧滞留（图 44 - 6）。

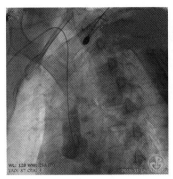 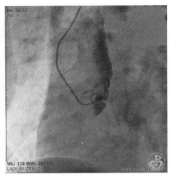 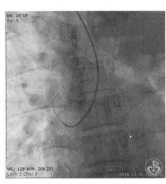

图 44 - 4   图 44 - 5   图 44 - 6

通过上面 4 幅造影视频最终明确主动脉夹层。术中患者持续疼痛，吗啡 3mg 静脉注射后转外院手术治疗。

海昌教授点评，下列迹象提示主动脉夹层：

1. 急诊造影找不到左、右冠状动脉开口，主动脉内造影可见主动脉增宽，窦底形状改变，主动脉先后 2 个腔显影，后显影的管腔呈半月形，造影剂滞留不消散，此时导管头端在假腔。

2. 更换猪尾导管造影检查可见显影的主动脉变窄，此时导管在主动脉夹层的真腔，窦底冠状动脉显影，主动脉瓣大量反流，造影剂向远端流动的瞬间可见部分造影剂流向假腔，纵隔边缘影为主动脉假腔的轮廓，因为造影剂推注的力量偏小，假腔显影不明显。

3. 再次更换造影导管行造影检查，此时导管又进入到假腔，管壁造影剂滞留，如结肠样不规则改变，在第 4 幅图（图 44 - 5）仍可见到造影剂持续滞留在主动脉壁。

扫描二维码观看原始病例视频（图 44 - 7）。

图 44 - 7

病例 45

患者男性，35 岁，突发胸痛 2 小时急诊入院。

急诊查肌钙蛋白 I 0.037ng/ml(正常值 0.010～0.023ng/ml)。心电图检查呈不典型改变(图 45-1)。高度怀疑为心肌梗死。

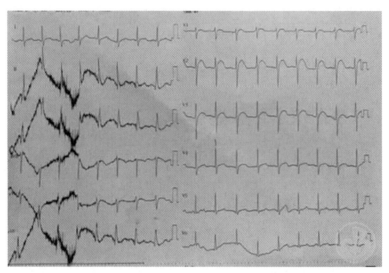

图 45-1

行急诊冠状动脉造影检查，造影发现双侧冠状动脉管壁光滑，无动脉粥样斑块，血流 3 级，右冠状动脉近段轻度狭窄，呈压迫样改变(图 45-2、图 45-3)。

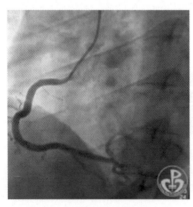
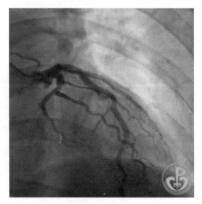

图 45-2　　　　　　　　　　　　图 45-3

透视主动脉增宽，右冠状动脉开口处造影剂滞留(图 45-4、图 45-5)。

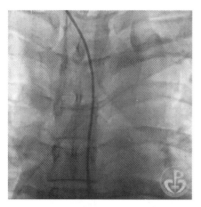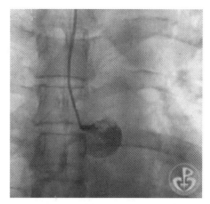

图 45 - 4 图 45 - 5

考虑主动脉夹层，急查 CTA，证实主动脉夹层诊断(图 45 - 6)。

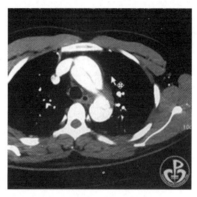

图 45 - 6

海昌教授点评，下列迹象提示主动脉夹层：

1 心肌梗死诊断不典型，心电图没有典型 ST 段抬高表现，肌钙蛋白轻度升高。

2 冠状动脉造影检查示左、右冠状动脉血管完全正常，血管光滑。

3 主动脉增宽，导管在主动脉内呈"死亡芭蕾"样跳动。

4 窦底造影可见右冠状动脉上方夹层盲腔显影，随心脏跳动，与右冠状动脉跳动一致，是假腔内右冠状动脉开口套袖样剥脱改变导致。

5 主动脉 CTA 检查明确主动脉夹层诊断。

扫描二维码观看原始病例视频(图 45 - 7)。

图 45 - 7

病例 46

患者在外院诊断为"急性心肌梗死"，急诊转入我院。查心电图见前壁导联 ST - T 改变(图 46 - 1)。

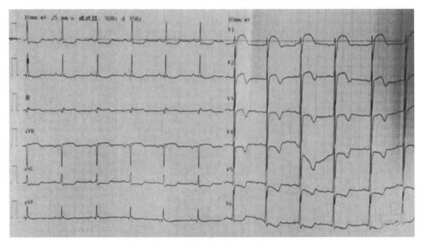

图 46 - 1

看过患者，当时就高度怀疑是 1 型夹层导致前壁心肌梗死。

疑点 1：中年女性，48 岁，绝经前，体力劳动者，心肌梗死可疑？

疑点 2：急性起病，患者是先胸、背部疼痛，后胸口痛，起病疼痛即达高峰。患者平素体健，一般疼痛可忍受。与心肌梗死疼痛的特点不符！

疑点 3：心电图提示前壁心肌梗死，但胸前导联已有部分回落，提示再通可能，但患者胸痛并未缓解。

疑点 4：查体时患者虽然神志清楚，但是烦躁不安，在病床上辗转反侧，诉胸闷痛，但无准确疼痛位置！

疑点 5：患者既往有高血压，而入院当时监护 136/56mmHg，血压不高，但脉压大。提示主动脉瓣反流，夹层累及冠状动脉可能。

疑点 6：四肢血压差距大。

疑点 7：主要心脏听诊，主动脉第 1、第 2 听诊区往往有收获，特别是第 2 听诊区，可闻及泼水样舒张期杂音。

准备在急诊科先完成主动脉 CTA 检查再上台，CTA 检查明确诊断是主动脉夹层(图 46 - 2、图 46 - 3)！

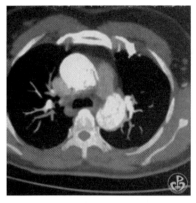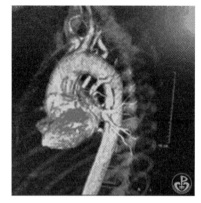

图 46-2   图 46-3

术者心得：

1. 血压不高的主动脉夹层累及冠状动脉，以前吃过亏，下壁心肌梗死的，上台找不到冠状动脉口。

2. 主动脉夹层多累及右冠状动脉，左冠状动脉受累的情况较少。本病例累及左冠状动脉。

3. 现在夹层越来越多！不是所有的"心肌梗死"都是心肌梗死！小心！小心！

4. 胸痛中心越来越繁忙！外院转来的"心肌梗死"，一定要亲自看！介入医生一定不能光看心电图！要看患者，问病史！要重视辅助检查结合病史。

海昌教授点评，下列迹象提示主动脉夹层：

1 非典型的 STEMI：心电图不典型，症状不典型（伴有后背部剧烈疼痛）。

2 四肢血压相差大。

3 对于有怀疑的心肌梗死患者，一定要小心鉴别主动脉夹层及急性肺栓塞，必要时先完善 CTA 检查再上台。

扫描二维码观看原始病例视频（图 46-4）。

图 46-4

病例 47

患者男性，48 岁，胸痛 3 小时入院。表现为胸骨中下段紧缩感，向左上肢、左侧牙龈放射，伴有大汗淋漓、乏力。有高血压病史、吸烟史。

入院查体：心率 76 次/分，呼吸 22 次/分，血压 145/58mmHg（右上肢）、140/56mmHg（左上肢）。超声心动检查提示：LV 42mm，LA 35mm，RA 29mm，EF 77％，FS 41％，室壁运动协调。实验室检查：D-二聚体 6007.0ng/ml、肌钙蛋白 I 0.16ng/ml。心电图检查显示无典型心肌缺血表现（图 47-1）。

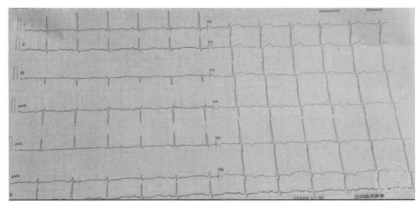

图 47-1

术前 CT 检查可见主动脉内分层样改变（图 47-2、图 47-3），但阅片时没发现。

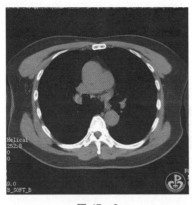 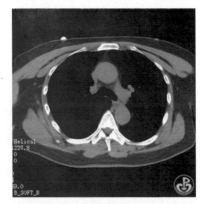

图 47-2   图 47-3

急诊行冠状动脉造影检查：左主干正常，前降支近端狭窄，左肩位观察前降支病变较严重（图 47-4、图 47-5）。

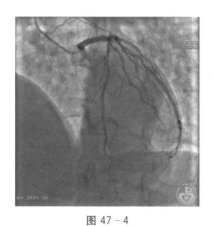

图 47 - 4   图 47 - 5

右冠状动脉正常(图 47 - 6)。

于前降支近端植入支架(图 47 - 7)。

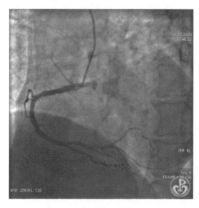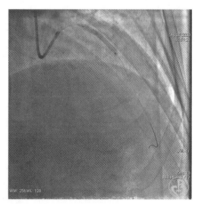

图 47 - 6   图 47 - 7

术后患者胸痛症状未缓解,行 CTA 检查发现主动脉夹层(图 47 - 8、图 47 - 9)。

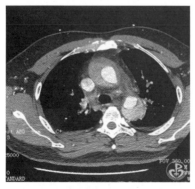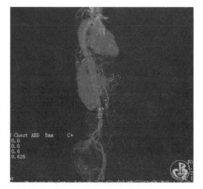

图 47 - 8   图 47 - 9

转胸外科,行全麻下全主动脉弓人工血管置换＋支架象鼻术,术后随访良好(图 47 - 10)。

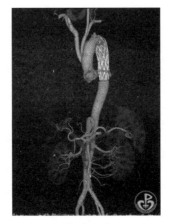

图 47 - 10

海昌教授点评，下列迹象提示主动脉夹层：

1　不典型心电图改变，肌钙蛋白轻度异常。

2　术前 D-二聚体升高。

3　胸部 CT 平扫可见升主动脉分层样改变。

4　冠状动脉造影检查示血管轻度病变，与症状不符。

5　术后行 CTA 检查发现主动脉夹层。

扫描二维码观看原始病例视频（图 47 - 11）。

图 47 - 11

病例 48

患者女性，76 岁，因发作性胸痛 9 年，加重 3 小时入院。9 年前因急性心肌梗死植入支架治疗，本次再次胸痛，位于胸骨后，伴大汗及濒死感，急诊来院。高血压病史 10 年，糖尿病病史 5 年。入院血压 66/45mmHg，心率 110 次/分。实验室检查：血糖 24.24mmol/L，肌酐 136.71μmol/L，尿素氮 10.56mmol/L，D-二聚体 2.32mg/L，脑钠肽 117.0pg/ml，肌酸激酶同工酶 32.0U/L，乳酸脱氢酶 622.92U/L，高敏肌钙蛋白 T 17.93pg/ml(0～14pg/ml)，再次复查高敏肌钙蛋白 T 为 723.3pg/ml。心电图见图 48-1。

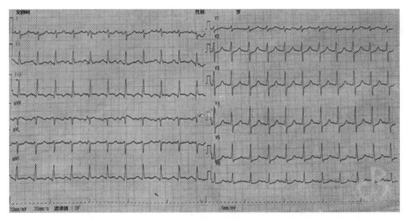

图 48-1

初步诊断为 ACS。急诊行冠状动脉造影检查：右冠状动脉近段中度狭窄(图 48-2、图 48-3)。

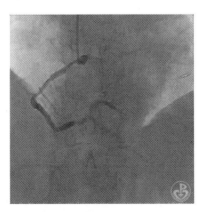

图 48-2

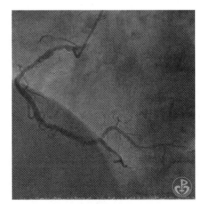

图 48-3

左冠状动脉无明显狭窄(图 48-4、图 48-5)。

造影时可以看到心包积液表现：心影外缘无搏动，心脏外缘与心影外缘分离，冠状动脉血管扭动。下台行主动脉 CTA 检查证实主动脉夹层(图 48－6)。

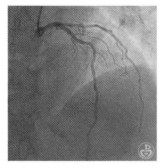
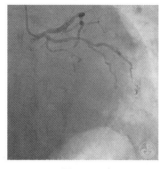
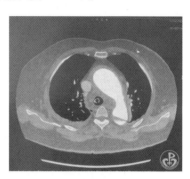

图 48－4   图 48－5   图 48－6

这种高龄患者，有支架植入史，糖尿病、高血压，特别容易想到 ACS。这种造影没有典型的主动脉夹层影像，只有大量心包积液，应该值得保留，能够及时想到主动脉夹层就够了。

海昌教授点评，下列迹象提示主动脉夹层：

1 患者持续剧烈胸痛伴濒死感，入院时血压低，休克状态，D-二聚体升高。

2 心电图没有典型的心肌梗死改变，肌钙蛋白轻度升高，与患者症状不符合。

3 冠状动脉造影检查示左冠状动脉大致正常，右冠状动脉近段有中度狭窄，但血流 3 级，与症状不符合。

4 造影时可见明显大量心包积液，左冠状动脉足位或蜘蛛位明显：冠状动脉扭动，心包外缘无搏动，心肌外缘呈现透亮带，心肌外缘透亮带与心包外缘之间有一定距离，是心包积液的影像表现。

5 主动脉 CTA 检查明确主动脉夹层。

扫描二维码观看原始病例视频(图 48－7)。

图 48－7

病例 49

患者男性，54 岁，突发晕厥 2 小时。患者早上无明显诱因突发晕厥（意识丧失持续时间不详），其间无胸闷、胸痛，同事将其送当地医院，血压测不出，静脉滴注多巴胺后转送本院。

急诊科查体：意识模糊，反应迟钝，口吐白沫，尿失禁，无四肢抽搐。血压75/45mmHg。心电图提示窦性心律过缓与室性逸搏心律交替，V_1、aVR 导联 ST 段抬高，其余导联 ST 段压低（图 49 - 1）。

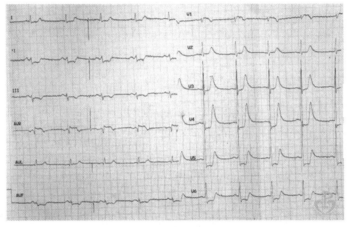

图 49 - 1

考虑为 STEMI，行急诊冠状动脉造影检查，先后使用 Tig、JL 4.0、JR 4.0、AL 1.0导管，均无法完成冠状动脉造影检查，考虑主动脉夹层可能，即以猪尾导管在窦底非选择性造影检查，推造影剂仅见主动脉瓣大量反流（图 49 - 2）。

在升主动脉中段猪尾导管造影，左前斜位，使用高压注射器注射造影剂，主动脉弓中段已经有夹层征象，但当时未能及时辨识（图 49 - 3）。

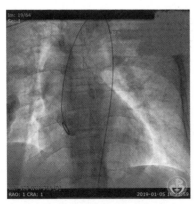

图 49 - 2

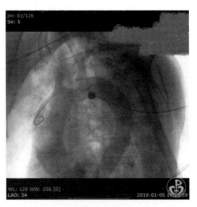

图 49 - 3

改变体位(正位)，升主动脉中段猪尾导管连接高压注射器造影，增加造影剂剂量，显示：①主动脉大量反流；②主动脉弓中部显影剂呈片状，时浓时淡，如同花朵不断盛开，令人毛骨悚然；③升主动脉起始段，显影剂分布不均匀，形成不同密度区域，外侧密度较高(图49-4)。

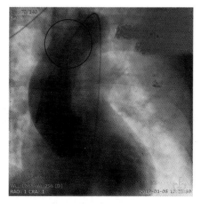

图 49 - 4

海昌教授点评，下列迹象提示主动脉夹层：

1 本病例是以神经系统障碍为首发表现的急性心肌梗死，心电图有左主干病变表现。

2 常规造影无法找到冠状动脉开口。

3 第1幅视频为非选择性造影，猪尾导管在窦底冒烟因为造影剂推注剂量少，主动脉显影不清，可见主动脉瓣大量反流，左心室显影，没看到冠状动脉显影。

4 后退猪尾导管造影可见主动脉增宽，血流速度缓慢，主动脉弓附近可见不均匀着色的内膜片摆动。

5 图49-4示主动脉造影，可见窦底形状改变，主动脉瓣大量反流。视频显示窦底有明显的内膜片摆动，主动脉弓附近亦可见不均匀着色的内膜片摆动。

扫描二维码观看原始病例视频(图49-5)。

图 49 - 5

病例 50

患者为女性，因胸痛持续 1 小时余入院。入院心电图检查提示胸前导联 ST 段略压低（图 50 - 1）。

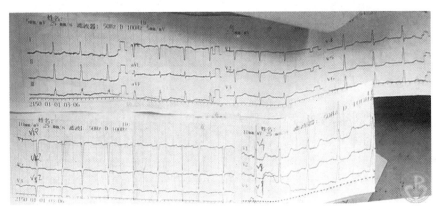

图 50 - 1

先选择右侧桡动脉入路，导管下不去。再行左侧桡动脉入路也不行（图 50 - 2、图 50 - 3）。

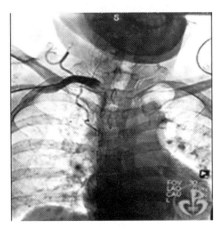

图 50 - 2

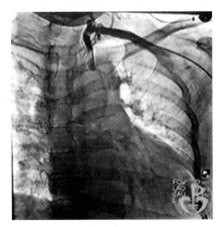

图 50 - 3

改到股动脉入路，仍然不能顺利进入升主动脉，冒烟发现造影剂在胸主动脉段滞留（图 50 - 4）。

反复调整，最终导管进入升主动脉，左冠状动脉造影检查发现，冠状动脉光滑无明显狭窄，主动脉分成 2 个腔，可见假腔及主动脉壁多处造影剂滞留（图 50 - 5）！

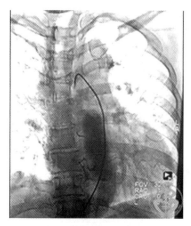

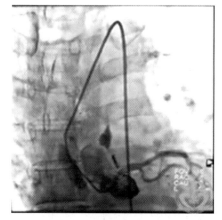

图 50 - 4　　　　　　　　　　　　图 50 - 5

海昌教授点评，下列迹象提示主动脉夹层：

1　胸痛患者心电图没有特异性改变。

2　经双侧桡动脉、股动脉入路，导丝、导管均不能顺利到达升主动脉。

3　经股动脉入路进入的导管在降主动脉造影后可见造影剂在降主动脉滞留，在主动脉内晃动不消散，显影的为假腔。

4　经股动脉入路导管反复调整后到达升主动脉，造影见左冠状动脉血管正常，无狭窄，窦底形状改变，主动脉左侧管壁造影剂滞留，右侧可见显影的造影剂在另外一个管腔，与导管所在管腔之间可见明显隔膜，为夹层内膜片。

扫描二维码观看原始病例视频(图 50 - 6)。

图 50 - 6

病例 51

患者骑马后突发腹痛。怀疑主动脉夹层,行主动脉CTA检查明确诊断(图51-1)。

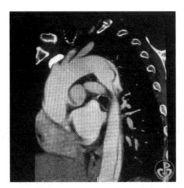

图 51-1

急诊行主动脉大支架植入术(图51-2、图51-3)。

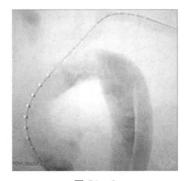 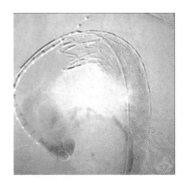

图 51-2   图 51-3

海昌教授点评,下列迹象提示主动脉夹层:

1　这是少见的骑马导致主动脉夹层的病例。

2　外伤后胸痛或腹痛,常规检查不能找到原因的,一定要想到有主动脉夹层的可能。

3　D-二聚体、普通CT平扫、主动脉超声往往有提示。

4　主动脉CTA检查能确定主动脉夹层的诊断。

扫描二维码观看原始病例视频(图51-4)。

图 51-4

病例 52

患者女性，62 岁，主诉持续性胸痛 3 小时。入院查心电图提示急性下壁心肌梗死、三度房室传导阻滞。

入院后行急诊冠状动脉造影检查：前降支大致正常，回旋支中段严重狭窄，造影时可见窦底形状改变（图 52-1、图 52-2，视频中明显可见）。

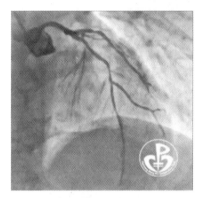

图 52-1

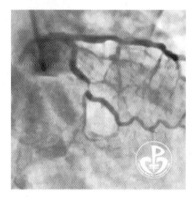

图 52-2

右冠状动脉完全闭塞，可见窦底形状改变（视频中明显可见），主动脉瓣大量反流。术中先处理右冠状动脉，顺利开通血管，植入 1 枚支架后血流恢复 3 级（图 52-3、图 52-4）。

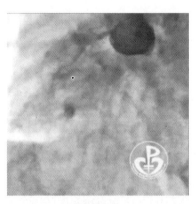

图 52-3

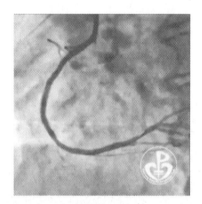

图 52-4

术后无症状。1 周后二次手术处理回旋支病变。

6F EBU 3.5 指引导管到位，Sion Blue 导丝进入回旋支，行 2.0×15mm 球囊预扩张，植入 2.25×18mm 支架，12atm 释放，2.5×12mm 非顺应性球囊后扩张（图 52-5 至图 52-7）。

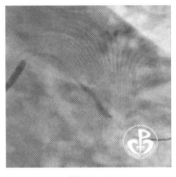 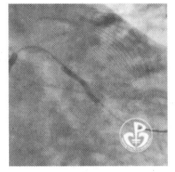 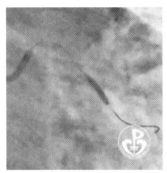

图 52 - 5   图 52 - 6   图 52 - 7

支架植入后造影，回旋支通畅，支架膨胀贴壁好，头位复查造影时发现左主干开口病变加重，重度狭窄（图 52 - 8、图 52 - 9）。此时患者胸痛、躁动不安，心率逐渐减慢，30～40 次／分，血压下降 60～70mmHg，立即给予阿托品、多巴胺等药物。

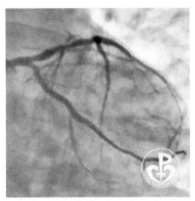 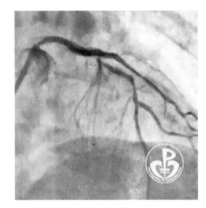

图 52 - 8   图 52 - 9

快速送入前降支导丝，左主干到前降支植入 3.0×33mm 支架，造影发现支架远端狭窄，考虑可能出现支架远端夹层，准备补支架（图 52 - 10、图 52 - 11）。

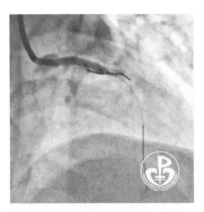 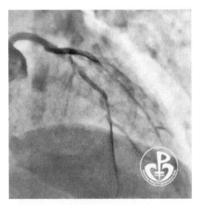

图 52 - 10   图 52 - 11

此时患者心率、血压较稳定。后撤支架球囊时指引导管移位，导丝被拉出。多次调整指引导管不能到位，更换 JL 3.5 导管也不能至左冠状动脉口，换用 JR 3.5 指引导管到位，送入导丝并造影，左冠状动脉血流通畅，此时窦底形状改变，可见内膜片摆动，主动脉瓣大量反流致整个左心室显影(图 52 - 12)。

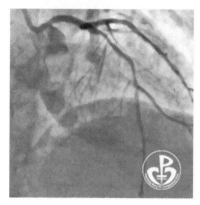

图 52 - 12

用 3.5×12mm 非顺应性球囊后扩张，远端串联植入 2.5×18mm 支架 1 枚(图 52 - 13、图 52 - 14)。

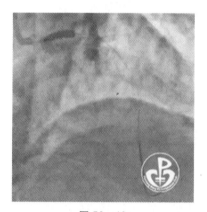

图 52 - 13

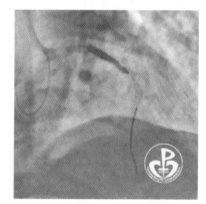

图 52 - 14

最后造影见，支架扩张满意，左冠状动脉 3 级血流(图 52 - 15、图 52 - 16)，台上观察约半小时，病情稳定后下台，送回监护院。住院治疗 1 周后出院。

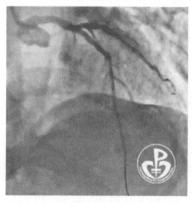

图 52 - 15

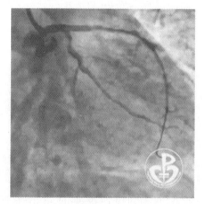

图 52 - 16

海昌教授点评，下列迹象提示主动脉夹层：

1. 左冠状动脉造影检查时可见窦底形状改变，内膜片摆动（视频明显）。
2. 右冠状动脉开口闭塞，中远段血管正常。
3. 二次PCI，回旋支处理顺利。回旋支处理后，患者突发血压、心率下降为左主干严重狭窄导致。左主干到前降支植入支架后前降支支架远端狭窄，回旋支近段狭窄，为血肿被挤压导致。
4. 左主干支架植入后造影可见窦底明显的内膜片摆动，主动脉瓣大量反流。

扫描二维码观看原始病例视频（图52-17）。

图52-17

病例 53

患者男性，62岁，以主诉持续性胸痛1小时入院。既往有高血压病，2级。长期吸烟。入院查体：血压88/55mmHg（左上肢）、80/57mmHg（右上肢）。心肌损伤标志物阴性。

急诊查心电图见下壁导联ST段抬高（图53-1）。

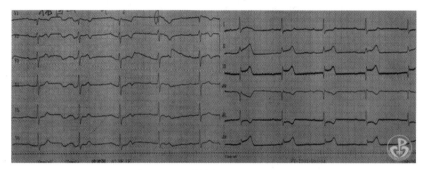

图 53-1

初步诊断为急性下壁心肌梗死。行急诊冠状动脉造影检查，发现左冠状动脉正常，右冠状动脉闭塞（图53-2、图53-3）。

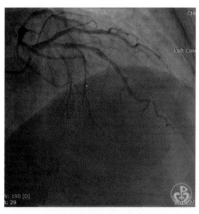 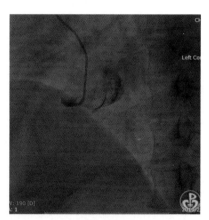

图 53-2   图 53-3

此时患者突发烦躁，血压降至60/40mmHg，多巴胺静脉推注。继而出现心室颤动，电除颤后恢复窦性心律。但患者意识丧失，血压降至40/20mmHg，持续泵入多巴胺无效。心率逐渐降至0次/分，给予持续胸外按压，气管插管，呼吸机辅助呼吸。最终抢救无效死亡。

抢救时行心脏超声检查，未见明显心包积液。

海昌教授点评，下列迹象提示主动脉夹层：

1 该例患者有典型的下壁心肌梗死表现，胸痛，心电图提示下壁导联ST段抬高，符合急诊造影的指征。

2 急诊造影见左冠状动脉正常，无狭窄和斑块，孤立性右冠状动脉闭塞。

3 右冠状动脉开口呈现夹层盲端样改变，导管在假腔。

4 造影剂显影的夹层内膜片左右摆动，拍击造影导管，导管呈"死亡芭蕾"样跳动。

扫描二维码观看原始病例视频(图53-4)。

图 53-4

病例 54

患者男性，52岁，胸痛2小时入院。有高血压、糖尿病病史，长期吸烟。急诊查心电图提示急性下壁心肌梗死、三度房室传导阻滞(图54-1)。

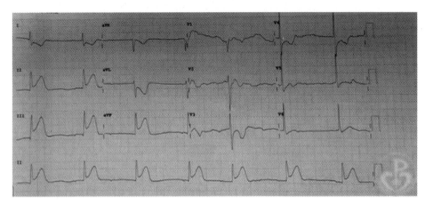

图 54-1

患者入院时血压低，用多巴胺等血管活性药物维持血压。

急诊行冠状动脉造影检查，显示左主干开口处轻度狭窄，内膜光滑呈压迫样改变，前降支及回旋支血管均正常无动脉粥样硬化病变，血流3级(图54-2、图54-3)。

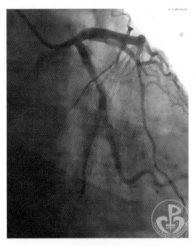

图 54-2

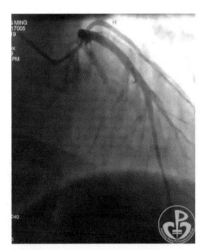

图 54-3

造影显示右冠状动脉开口局限性线性狭窄。考虑右冠状动脉为罪犯血管，准备处理右冠状动脉，常规JR 4.0指引导管到位，球囊扩张后血流减慢，植入1枚支架后恢复3级血流(图54-4、图54-5)。

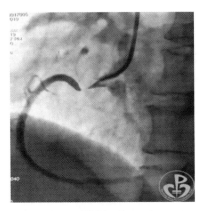
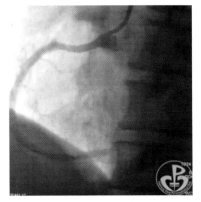

图 54 - 4   图 54 - 5

海昌教授点评，下列迹象提示主动脉夹层：

1　左冠状动脉造影检查时可见导管剧烈摆动，像锤子快速敲击，呈"死亡芭蕾"样
　跳动。

2　左主干轻度受压样狭窄改变。

3　左冠状动脉及右冠状动脉远端血管内膜光滑，无动脉粥样硬化迹象。

4　孤立性右冠状动脉开口病变，右冠状动脉开口呈线性狭窄，为血肿压迫样
　改变。

扫描二维码观看原始病例视频（图 54 - 6）。

图 54 - 6

病例 55

患者急诊入院，诊断为急性下壁心肌梗死。造影发现右冠状动脉近端病变（图 55-1、图 55-2）。助手操作 JR 4.0 导管到位后没有压力。患者胸痛，血压下降。

赶紧换手，导丝尝试几次后幸好通过真腔，赶紧植入支架，来不及仔细定位（图 55-3）。

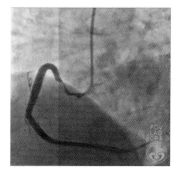 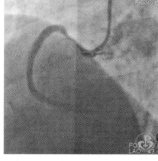 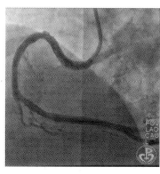

图 55-1　　　　　　　图 55-2　　　　　　　图 55-3

海昌教授点评，下列迹象提示主动脉夹层：

1　右冠状动脉近端孤立性病变，类似血肿压迫样改变。

2　右冠状动脉造影检查时可见导管摆动，呈"死亡芭蕾"样跳动。

3　JR 导管到位后发现右冠状动脉开口处夹层，局部造影剂滞留，真腔被局部夹层挤压。

4　植入支架后造影可见导管摆动，主动脉瓣大量反流。

扫描二维码观看原始病例视频（图 55-4）。

图 55-4

病例 56

患者于 1 小时前在打牌过程中突发神志改变，伴大汗淋漓，无肢体抽搐，无大小便失禁、恶心、呕吐。入院急诊查心电图显示下壁 ST 段抬高(图 56-1)。

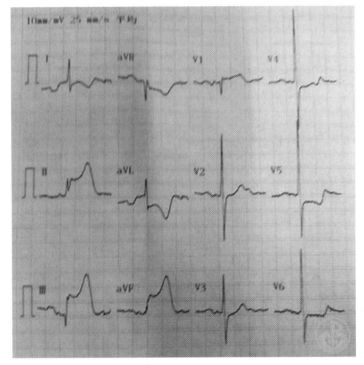

图 56-1

急诊造影显示前降支、回旋支中度不规则狭窄，血流 3 级；右冠状动脉造影检查可见窦底大片造影剂滞留，血流 3 级(图 56-2、图 56-3)。

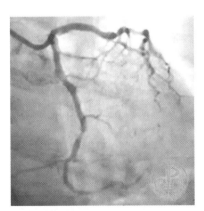

图 56-2

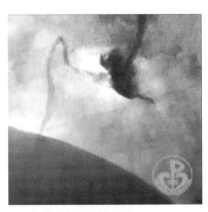

图 56-3

急诊行胸部 CT 检查可见主动脉夹层(图 56 - 4)。

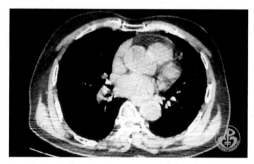

图 56 - 4

海昌教授点评，下列迹象提示主动脉夹层：

1　急性心肌梗死伴有神经系统障碍表现：在打牌过程中突发神志改变。

2　右冠状动脉造影检查见右冠状动脉开口周围主动脉窦大片造影剂滞留，导管头位于夹层盲腔内，盲腔上方右冠状动脉显影，开口呈压迫样改变，此时导管在主动脉夹层假腔内。

3　胸部 CT 有主动脉夹层征象。

扫描二维码观看原始病例视频(图 56 - 5)。

图 56 - 5

病例 57

患者女性，58 岁，胸痛 1 小时。急诊查心电图提示下壁 ST 段抬高。

入院后行急诊冠状动脉造影检查：左冠状动脉无狭窄，右冠状动脉近端病变（图 57 - 1、图 57 - 2）。

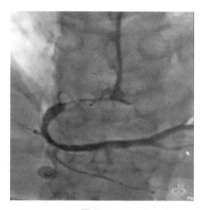

图 57 - 1

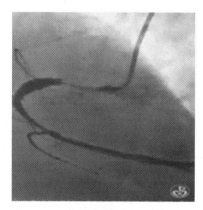

图 57 - 2

准备介入干预右冠状动脉，指引导管到位后发现右冠状动脉近端狭窄消失，中远段闭塞（图 57 - 3、图 57 - 4）！

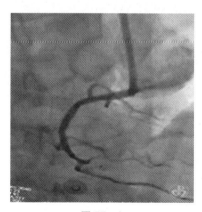

图 57 - 3

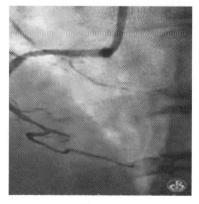

图 57 - 4

怀疑冠状动脉痉挛，给予扩血管药物后，右冠状动脉闭塞段再通，但远端仍有狭窄（图 57 - 5）。此时血流 3 级，符合下台标准。

回病房后继续给予硝酸酯、盐酸地尔硫䓬和抗凝治疗，患者症状逐渐消失，心电图也恢复正常（图 57 - 6）。

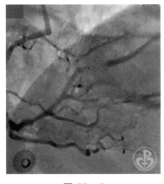

图 57-5

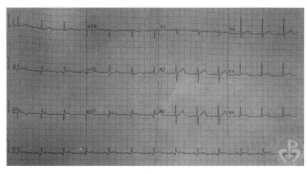

图 57-6

术后症状缓解，在当地医院重症监护治疗病房(intensive care unit，ICU)住了 3 天，转到普通病房当天晚上猝死。

海昌教授点评，下列迹象提示主动脉夹层：

1 孤立性右冠状动脉开口病变，右冠状动脉远端正常内膜光滑，开口病变呈内膜完整的线性狭窄、血肿压迫或痉挛样改变。

2 指引导管造影时右冠状动脉近端狭窄消失，中段闭塞，注射硝酸甘油后闭塞处血管管腔恢复正常，符合痉挛样改变，也可能为血肿刺激性血管痉挛。

3 给予硝酸甘油后近端血管恢复，但远端末梢血管多个分支在心脏同一水平面严重狭窄，供血心肌造影剂染色。

4 本例患者就现有资料很难区分是冠状动脉痉挛，还是移动的血肿压迫右冠状动脉导致的病变。也曾有血肿刺激冠状动脉痉挛的病例报道。

5 最后一幅视频(图 57-5)不符合痉挛表现。痉挛往往集中在一个血管上或广泛全程的血管痉挛变细。本例患者右冠状动脉远端同一水平多个血管同时表现严重狭窄，更像是压迫样改变。

扫描二维码观看原始病例视频(图 57-7)。

图 57-7

病例 58

患者男性，35 岁。主诉突发胸痛 2 小时。患者既往身体健康，职业是出租车司机。

入院查心电图提示 Ⅱ、Ⅲ、aVF 导联 ST 段抬高，前壁广泛导联 ST 段压低。入院诊断为急性下壁 ST 段抬高型心肌梗死（图 58-1）。

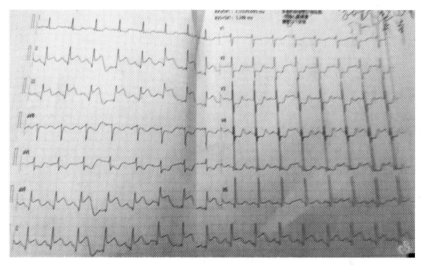

图 58-1

冠状动脉造影检查示右冠状动脉闭塞（图 58-2、图 58-3 是同一视频的不同帧），可见导管大幅度摆动，窦底形状改变。

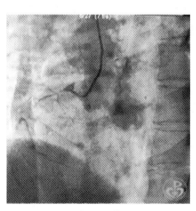 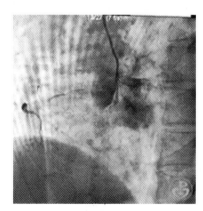

图 58-2   图 58-3

根据冠状动脉造影结果，高度怀疑为主动脉夹层。

更换猪尾导管行升主动脉造影检查，可见主动脉分成造影剂染色不均匀的真、假两个腔，内膜片在主动脉内左右摆动，确诊为主动脉夹层（图 58-4）。

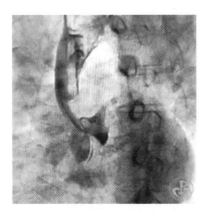

图 58 - 4

海昌教授点评，下列迹象提示主动脉夹层：

1 年轻患者突发心肌梗死要更小心！

2 右冠状动脉造影视频是一典型的主动脉夹层造影表现：右冠状动脉开口病变，呈压迫样改变；导管呈"死亡芭蕾"样大幅度跳动；窦底形状改变，失去正常窦底结构，可见造影剂分层的夹层样改变；主动脉瓣大量反流。此时导管在真腔。

3 猪尾导管主动脉造影可见导管大幅度摆动，主动脉形成真、假两腔，真、假腔之间可见内膜片摆动，窦底平直。

扫描二维码观看原始病例视频（图 58 - 5）。

图 58 - 5

病例 59

患者男性，38 岁，突发胸痛半小时到院。患者长期高血压，血压未控制，肥胖。入院血压非常低，60/30mmHg；心电图下壁墓碑样抬高，急诊上台。

穿刺结束造影导管刚下到主动脉时患者意识丧失，呼吸也不好，接着抢救，略稳定后继续完成冠状动脉造影检查，发现左冠状动脉正常，右冠状动脉开口严重狭窄，血流 3 级（图 59-1、图 59-2）。

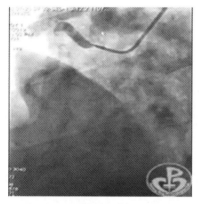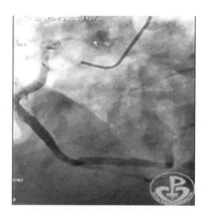

图 59-1　　　　　　　　　　　　　　图 59-2

考虑右冠状动脉粗大，先后行 2.5mm、3.5mm 球囊预扩张，扩张结束冒烟显示右冠状动脉近端狭窄变化不明显（图 59-3）。

考虑心电图提示急性下壁心肌梗死，于是在右冠状动脉开口植入 4.5×12mm 支架，16atm 释放，释放后造影发现右冠状动脉中段狭窄，考虑冠状动脉痉挛。复习造影视频，右冠状动脉预扩张结束后，支架释放前，右冠状动脉近中段已经痉挛了（可惜没有留下当时的影像）；先后冠状动脉给予 800μg 硝酸甘油、400μg 硝普钠，效果不佳。

因患者复苏术后血压等生命体征稳定，胸痛缓解，3 级血流，故就决定下台了（图 59-4）。

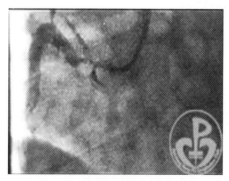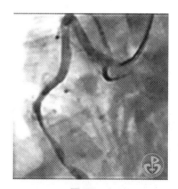

图 59-3　　　　　　　　　　　　　　图 59-4

术后病情变化：

患者凌晨结束手术，上午发现患者右下肢瘫痪肌力 0 级，其他一般状况尚可；神经内科、脊柱外科会诊意见不太统一：神经内科考虑是脑梗死，脊柱外科考虑是供应动脉出问题，但脊柱外科具体说不清楚。

当天下午脑部 CT 未发现明显异常，神经内科答复 24 小时内很多患者梗死灶不明显，建议 24 小时后继续复查。

患者第 3 天突发严重左心衰竭，术者近 20 年大夫生涯也是第 1 次遇到这么严重左心衰竭患者，硝普钠泵到 30ml/h，最后才把血压降下来，当时复查头部、胸部 CT，发现双侧胸腔积液、心包积液。

第 4 天发现患者心脏听诊有明显杂音，接着超声检查发现主动脉夹层，而夹层是从窦底一直到肾动脉水平。

随后患者多脏器功能损害，脑钠肽 10000ng/ml 多，尿素氮、肌酐偏高，肺部感染，同时伴有脑梗死。

海昌教授点评，下列迹象提示主动脉夹层：

1　术前未发现夹层迹象，临床表现急性心肌梗死，急诊 PCI 指征明确。

2　造影见左冠状动脉及右冠状动脉远端血管正常，孤立性右冠状动脉开口病变，呈压迫样改变。

3　右冠状动脉开口植入支架后，中远段出现广泛狭窄，扩血管药效果不明显，排除痉挛，病变特点类似血肿压迫样改变。

4　术后出现神经系统障碍表现，头颅 CT 未见明显异常，用单纯心肌梗死不能解释临床表现，主动脉夹层可以累及颈动脉或脊髓供血血管，导致相应的临床表现。

5　体格检查发现心脏听诊杂音，超声看到主动脉夹层。

扫描二维码观看原始病例视频（图 59－5）。

图 59－5

病例 60

患者男性，51 岁。主诉胸痛 2 小时伴晕厥 1 次。既往有与本次发病症状类似的胸痛发作史。

2017 年 12 月 5 日入院。心电图提示下壁导联 ST 段抬高，频发室性期前收缩（图 60-1）。

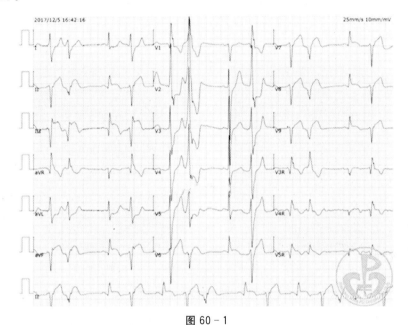

图 60-1

入院后立即行冠状动脉造影检查，造影见前降支、回旋支管腔均光滑，无明显动脉粥样硬化的狭窄病变（图 60-2、图 60-3）。

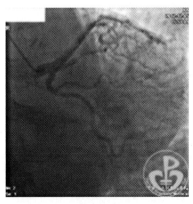
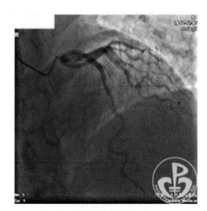

图 60-2   图 60-3

右冠状动脉中段重度狭窄，开口中度狭窄（图 60-4）。

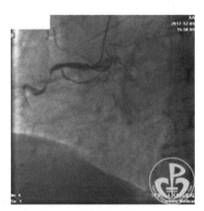

图 60 - 4

在右冠状动脉近中段连续植入 2 枚支架（图 60 - 5、图 60 - 6）。

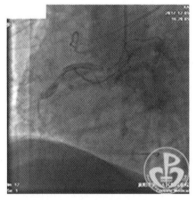

图 60 - 5

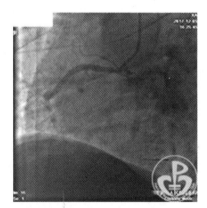

图 60 - 6

最后结果：狭窄消失，支架膨胀完全，血流 3 级（图 60 - 7）。

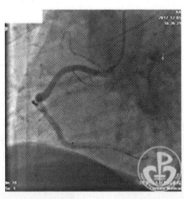

图 60 - 7

术后心电图与术前心电图比较有明显变化：下壁导联Ⅱ、Ⅲ、aVF 的 ST 段明显回落，形成病理性 Q 波，频发室性期前收缩消失（图 60 - 8）。

术后胸痛缓解，肌酸激酶 2870U/L、肌酸激酶同工酶 281.25U/L。术后心脏彩超：AAO 5.3cm，LA 3.9cm，LV 5.4cm，EF 59%，左心室下壁运动减低，主动脉瓣轻-中度关闭不全，升主动脉内可见条状稍强回声带。

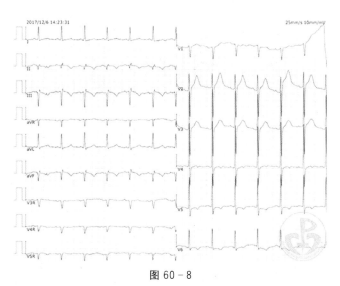

图 60-8

超声发现主动脉夹层，立即安排行主动脉 CTA 检查，确诊主动脉夹层(图 60-9)!

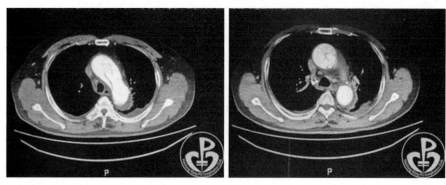

图 60-9

海昌教授点评，下列迹象提示主动脉夹层:

1 急性心肌梗死伴有神经系统障碍表现。

2 左冠状动脉和右冠状动脉远端正常，右冠状动脉近端压迫样线性狭窄，右冠状动脉开口中度狭窄。

3 手术操作过程中造影可见主动脉瓣大量反流。

4 术后检查心脏超声见到主动脉内条索状稍强回声带(漂动的内膜片)。

5 主动脉 CTA 检查明确诊断。

扫描二维码观看原始病例视频(图 60-10)。

图 60-10

病例 61

患者男性，41 岁。因胸痛伴全身大汗 5 小时入院。

入院体格检查：患者烦躁不安，血压 108/66mmHg，其余未见阳性体征。入院查心肌标志物增高：肌钙蛋白 Ⅰ 1.07ng/ml，肌红蛋白 462.2ng/ml，肌酸激酶同工酶 24.55ng/ml。院外心电图检查见前壁导联 ST 段抬高(图 61 - 1)。

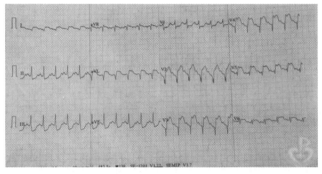

图 61 - 1

根据病史、查体及辅助检查初步诊断为急性广泛前壁心肌梗死，初诊医院给予胸痛一包药后转入我院。双绕行直接进入导管室。心电监护：窦性心动过速 135 次/分，血压 76/48mmHg。

立即行冠状动脉造影检查，造影显示右冠状动脉粗大迂曲，管壁光滑无狭窄(图 61 - 2、图 61 - 3)。

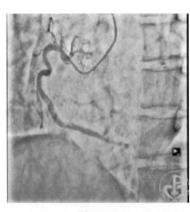

图 61 - 2

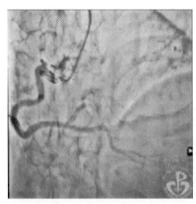

图 61 - 3

调整多功能造影导管到左冠状动脉窦造影，发现左主干闭塞，左主干区域造影剂滞留。撤出造影导管在窦底造影，发现导管左右大幅度摆动，窦底呈平直样形状改变(图 61 - 4、图 61 - 5，扫码观看视频更明显)。

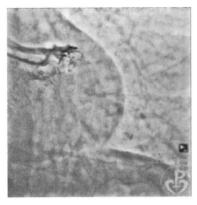

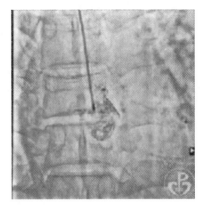

图 61 - 4　　　　　　　　　图 61 - 5

　　重复行左冠状动脉造影检查，发现造影剂滞留位置与伴有钙化影的正常左主干开口有很大距离，可能存在主动脉夹层。更换猪尾导管在窦底造影可见窦底形状改变，内膜摆动。此时右冠状动脉显影，左冠状动脉不显影，不能排除主动脉夹层(图 61 - 6、图 61 - 7)!

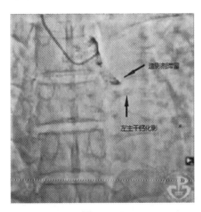

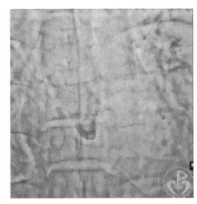

图 61 - 6　　　　　　　　　图 61 - 7

下台后行主动脉 CTA 检查提示升主动脉窦底夹层(图 61 - 8、图 61 - 9)!

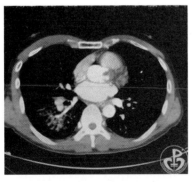

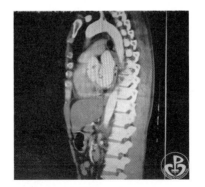

图 61 - 8　　　　　　　　　图 61 - 9

海昌教授点评，下列迹象提示主动脉夹层：

1　主动脉增宽。

2　右冠状动脉正常，左主干闭塞，左主干区域大片造影剂滞留。

3　撤出造影导管在主动脉内造影可见导管呈"死亡芭蕾"样跳动，窦底形状改变，明显内膜片摆动，此时导管在假腔。

4　因为造影导管在假腔，冒烟时主动脉显影与真正左主干有一定距离，也就是文中所说，主动脉显影处与左主干钙化影有很大距离。

5　猪尾导管和造影导管在主动脉内造影的表现相同，证明左冠状动脉造影导管及猪尾导管都在假腔。

6　CTA检查明确升主动脉夹层。

扫描二维码观看原始病例视频（图 61-10）。

图 61-10

病例 62

患者男性，35 岁。主诉突发胸痛伴大汗 1 小时。有高血压病史、吸烟史。

急诊心电图检查显示广泛前壁导联 ST 段抬高，下壁导联 ST 段压低。抵达导管室时血压 110/70mmHg，心率 120 次/分。

急诊冠状动脉造影显示右冠状动脉近端轻度狭窄，中远段粗大，管腔光滑，管壁无动脉粥样硬化等狭窄改变(图 62 - 1)。

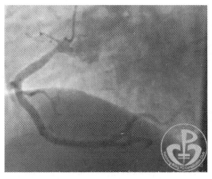

图 62 - 1

调整造影导管到左冠状动脉窦造影，发现左主干闭塞，窦底呈平直样形状改变，造影导管呈"死亡芭蕾"样大幅度跳动，高度怀疑主动脉夹层(图 62 - 2、图 62 - 3)。

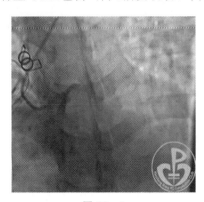

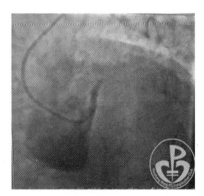

图 62 - 2   图 62 - 3

立即行床边超声检查，提示主动脉夹层，结合影像考虑主动脉夹层累及左主干开口！患者的血压不能维持，多巴胺大剂量使用下仍只有 90/60mmHg。给予主动脉球囊反搏支持。外科不肯收治。尝试使用 Runthrough、Fielder XT、Fielder FC 导丝均不能进入左主干真腔(图 62 - 4、图 62 - 5)。

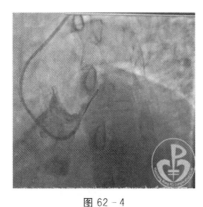

图 62-4

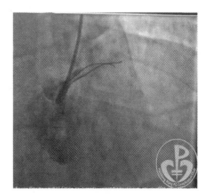

图 62-5

患者术后半小时死亡。

海昌教授点评，下列迹象提示主动脉夹层：

1. 主动脉增宽，右冠状动脉血管正常，近端轻度狭窄呈压迫样改变，导管呈"死亡芭蕾"样跳动，窦底平直。

2. 左冠状动脉造影检查见左主干闭塞，导管呈"死亡芭蕾"样跳动，窦底平直，主动脉瓣反流，此时导管在假腔。

3. 因为造影导管在假腔，通过造影导管保留的导丝进入指引导管一定是在假腔，无法找到真正的左主干开口。

4. 果然，经指引导管造影显示左主干闭塞，窦底形状改变，导管呈"死亡芭蕾"样跳动，导丝反复尝试不能到达左冠状动脉远端，此时导丝是通过夹层假腔进入，也不可能穿透血管壁到达远端真腔。

5. 明确的主动脉夹层，不推荐使用 IABP。

扫描二维码观看原始病例视频(图 62-6)。

图 62-6

病例 63

患者男性，40 岁，突发胸痛 4 小时入院。有高血压、糖尿病病史。

入院体格检查：脉率 100 次/分，血压 96/56mmHg。

20：52 行心电图检查提示急性心肌梗死（图 63-1）。

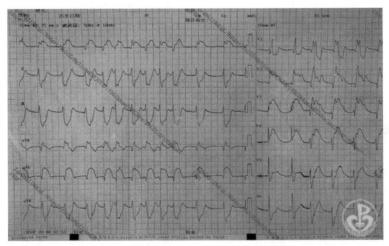

图 63-1

20：58 给予口服阿司匹林 300mg、替格瑞洛 180mg、瑞舒伐他汀 20mg。

21：20 到达介入中心行急诊冠状动脉造影检查：肝素 3000U，5F Tig，造影显示左、右冠状动脉均闭塞（图 63-2、图 63-3）。

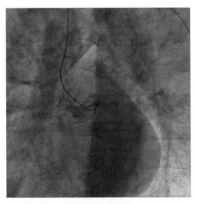

图 63-2

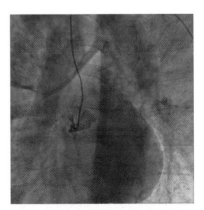

图 63-3

不放心，看看主动脉（图 63-4、图 63-5 是同一视频的不同帧），未发现明显的主动脉夹层影像证据。

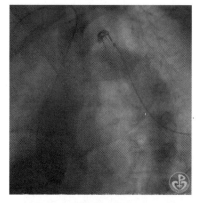
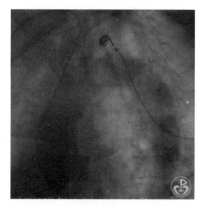

图 63 - 4   图 63 - 5

6F EBU 3.25 指引导管幸运到达左主干开口，工作导丝分别进入前降支及回旋支远端。2.0×20mm 球囊扩张前降支开口，前降支血流没有恢复，2.0×20mm 球囊于 14atm 下扩张回旋支开口(图 63 - 6、图 63 - 7)。

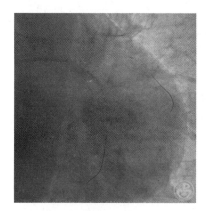
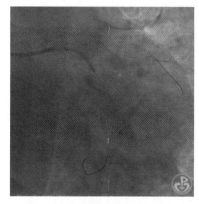

图 63 - 6   图 63 - 7

回旋支恢复部分血流(图 63 - 8)。

Fielder XT 导丝进入前降支，球囊扩张后前降支血流部分恢复(图 63 - 9)。

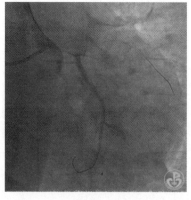
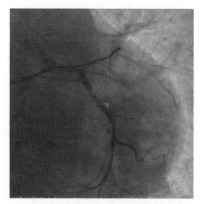

图 63 - 8   图 63 - 9

前降支拘禁 2.0×20mm 球囊，回旋支植入 3.0×18mm 支架。支架释放后造影回旋支血流通畅，前降支恢复 3 级血流（图 63 - 10、图 63 - 11）。

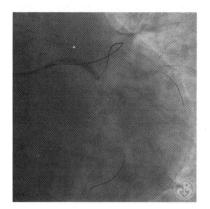
图 63 - 10

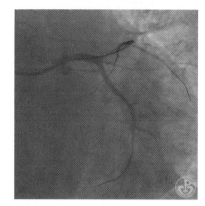
图 63 - 11

Rewire 导丝后，在前降支连续植入 2 枚支架（图 63 - 12、图 63 - 13）。

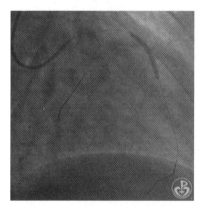
图 63 - 12

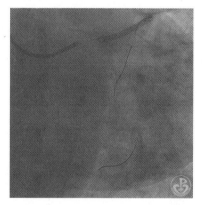
图 63 - 13

支架后造影，左冠状动脉血流恢复，支架膨胀良好（图 63 - 14）。

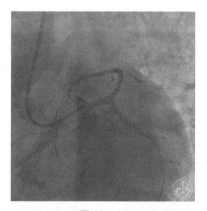
图 63 - 14

LAD 3.0×15mm，LCX 3.5×12mm 非顺应性球囊于 14atm 下对吻扩张；左主干植入 3.5×14mm 支架，3.5×12mm 非顺应性球囊近端优化技术（proximal optimization technique，POT）（图 63 - 15、图 63 - 16）。

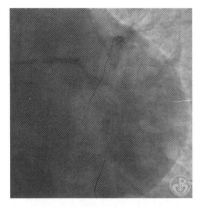
图 63 - 15

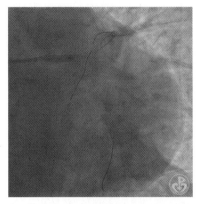
图 63 - 16

最后造影检查：回旋支、前降支恢复 3 级血流，管腔无残余狭窄（图 63 - 17、图 63 - 18）。

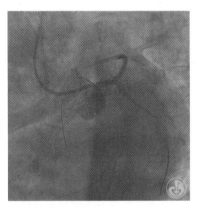
图 63 - 17

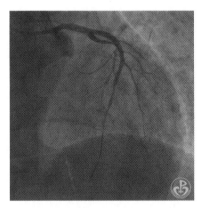
图 63 - 18

最后完成右冠状动脉造影检查：右冠状动脉血管正常，无动脉粥样硬化斑块（图 63 - 19、图 63 - 20）。

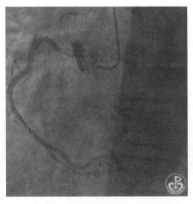
图 63 - 19

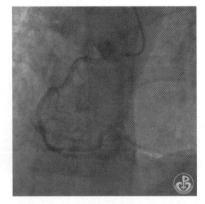
图 63 - 20

术后患者胸痛症状缓解，返回病房后随即出现心搏骤停，抢救无效死亡。

海昌教授点评，下列迹象提示主动脉夹层：

1 造影发现左、右冠状动脉都闭塞，但患者还活着，最有可能是主动脉夹层，导管在假腔。左、右冠状动脉造影检查的特点为夹层盲腔样结构，可见窦底平直样形状改变，主动脉增宽，血流缓慢。

2 主动脉造影可见导管头端在主动脉内呈"死亡芭蕾"样跳动，窦底形状改变，内膜片在窦底呈"蝴蝶翅膀"样扇动，显影的主动脉内血流缓慢，此时导管在假腔。

3 更换指引导管开通左主干，幸运的是指引导管进入的是真腔，预扩张后回旋支恢复部分血流，左主干狭窄为典型的血肿压迫样改变，左主干到回旋支植入支架后前降支血流恢复，但仍有弥漫狭窄，为血肿压迫样狭窄。

4 左冠状动脉PCI中造影可见窦底内膜片扇动，主动脉瓣大量反流。

5 左冠状动脉PCI后更换右冠状动脉造影导管进行右冠状动脉造影检查发现右冠状动脉完全正常，此时导管是通过主动脉保留导丝进入，导管在真腔内。

6 本病例在造影时已经有主动脉夹层迹象了。

扫描二维码观看原始病例视频(图63-21)。

图63-21

病例 64

患者女性，66岁，剧烈胸痛2小时入院。既往有心绞痛病史，活动后胸痛，此次胸痛性质和以前发作类似，程度加重。入院血压110/70mmHg。与既往心电图（图64-1）比较，入院心电图有前壁导联T波倒置（图64-2）。

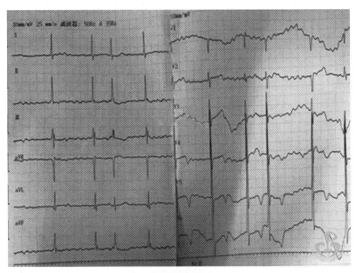

图 64-1

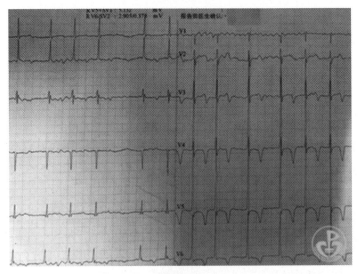

图 64-2

考虑为非ST段抬高型心肌梗死。给予氯吡格雷、阿司匹林负荷量后行冠状动脉造影检查，没找到冠状动脉开口（图64-3）。

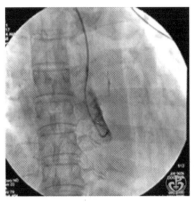

图 64-3

窦底造影发现主动脉很宽，不敢再折腾了，这时患者自诉也不痛了，紧急下台行主动脉 CTA 检查，确定主动脉夹层（图 64-4、图 64-5）。

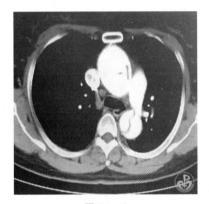

图 64-4

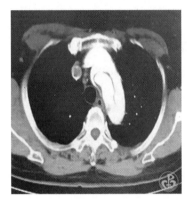

图 64-5

海昌教授点评，下列迹象提示主动脉夹层：

1　剧烈胸痛持续 2 小时，心电图没有典型的 ST 段抬高表现，两者不符。

2　急诊造影找不到冠状动脉，左、右冠状动脉都闭塞，但患者还活着，只能是导管在主动脉夹层假腔。

3　主动脉内造影检查可见主动脉增宽，导管头随着内膜片拍击大幅度摆动，表现为"死亡芭蕾"样跳动。

4　窦底形状改变，主动脉内可见明显的主动脉内膜片摆动。

扫描二维码观看原始病例视频（图 64-6）。

图 64-6

病例 65

患者男性，61 岁，胸痛 2 小时入院。

入院查体：血压 128/68mmHg，心率 78 次/分，双肺呼吸音清，双肺未闻及干、湿啰音，心律齐，心率 78 次/分，主动脉瓣区可闻及舒张期杂音。急诊查心电图：急性下壁心肌梗死、前壁导联 ST 段压低（图 65-1）。

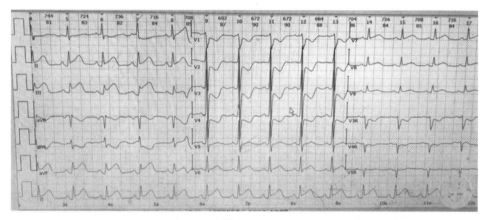

图 65-1

入院后急诊行冠状动脉造影检查：冠状动脉正常无狭窄（图 65-2、图 65-3）。

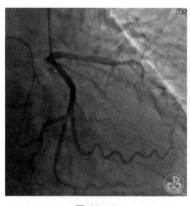
图 65-2

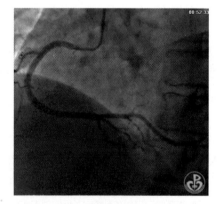
图 65-3

右冠状动脉造影检查时发现开口处无造影剂反流，考虑可能右冠状动脉开口有问题，在右冠状动脉造影检查时慢慢拉出造影导管，发现右冠状动脉开口严重狭窄，此时发现导管大幅度摆动，于是撤出导管在主动脉内造影，明确是主动脉夹层（图 65-4、图 65-5）。

紧急停止手术，行床旁超声检查发现主动脉内漂浮着内膜片，确诊为主动脉夹层，紧急转外科手术治疗。

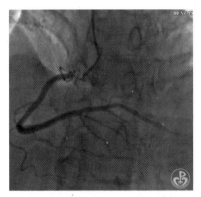

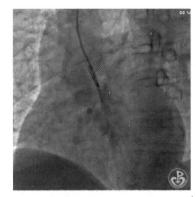

图 65 - 4   图 65 - 5

海昌教授点评，下列迹象提示主动脉夹层：

1　孤立性右冠状动脉开口严重狭窄。

2　右冠状动脉造影检查时可见导管在主动脉内大幅度摆动，呈"死亡芭蕾"样跳动。

3　纵隔增宽。

4　主动脉造影可见导管随主动脉内膜摆动，主动脉分成真、假两腔。

5　床旁超声见到主动脉内漂浮的内膜片。

扫描二维码观看原始病例视频(图 65 - 6)。

图 65 - 6

病例 66

胸痛入院的患者，心电图有缺血改变（图66-1）。

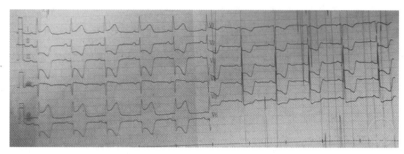

图66-1

心肌损伤标志物升高（图66-2）。

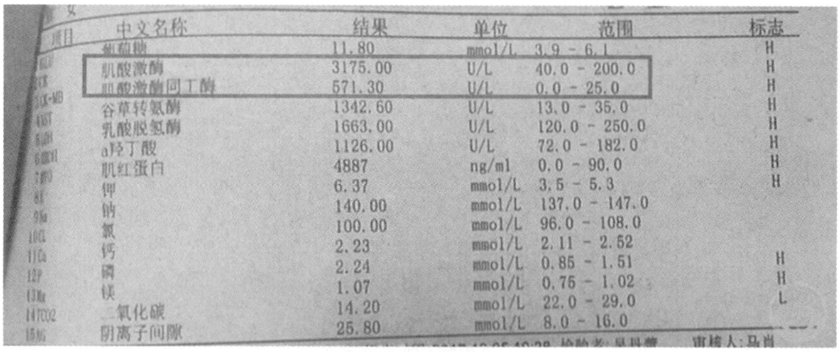

项目	中文名称	结果	单位	范围	标志
	葡萄糖	11.80	mmol/L	3.9－6.1	H
	肌酸激酶	3175.00	U/L	40.0－200.0	H
CK-MB	肌酸激酶同工酶	571.30	U/L	0.0－25.0	H
	谷草转氨酶	1342.60	U/L	13.0－35.0	H
	乳酸脱氢酶	1663.00	U/L	120.0－250.0	H
	a羟丁酸	1126.00	U/L	72.0－182.0	H
	肌红蛋白	4887	ng/ml	0.0－90.0	H
	钾	6.37	mmol/L	3.5－5.3	H
	钠	140.00	mmol/L	137.0－147.0	
	氯	100.00	mmol/L	96.0－108.0	
	钙	2.23	mmol/L	2.11－2.52	
	磷	2.24	mmol/L	0.85－1.51	H
	镁	1.07	mmol/L	0.75－1.02	H
	二氧化碳	14.20	mmol/L	22.0－29.0	L
	阴离子间隙	25.80	mmol/L	8.0－16.0	

图66-2

急诊行冠状动脉造影检查：前降支近段严重狭窄，前降支血流缓慢，其余血管光滑无斑块；左冠状动脉造影检查可见主动脉瓣造影剂反流（图66-3、图66-4）。

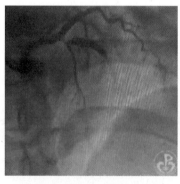

图66-3

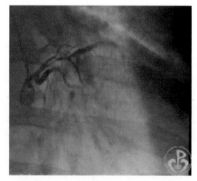

图66-4

右冠状动脉近段轻度弥漫性狭窄，内膜光滑，无斑块（图66-5）。

考虑前降支近段严重狭窄，前降支血流缓慢，于前降支近段植入支架 1 枚，血流改善（图 66-6、图 66-7）。

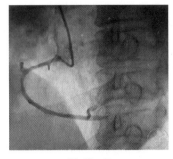
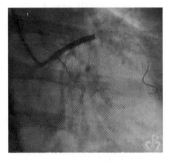
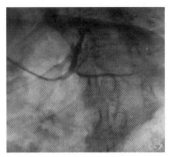

图 66-5　　　　　　　　图 66-6　　　　　　　　图 66-7

术后血压升高，一般情况改善，但出现肝肾功能恶化，并出现意识障碍，床旁彩超提示颈内动脉夹层；再查腹部大动脉夹层至髂总动脉；主动脉根部增宽，看不到夹层，主动脉弓看不清。

现在已经发病约 36 小时，血压、心跳好，患者意识恍惚。跟家属交代病情，先维持生命体征，控制血压，停抗凝抗血小板，并联系心脏外科。

海昌教授点评，下列迹象提示主动脉夹层：

1　胸片见主动脉增宽。
2　左冠状动脉造影检查示前降支近端病变，呈线性狭窄，血肿压迫样改变，前降支及回旋支血管正常，内膜光滑。
3　左冠状动脉造影检查时可见窦底形状改变，主动脉瓣大量反流。
4　右冠状动脉造影检查可见血管光滑，近端轻度变细（血肿压迫）。
5　术后出现神经系统障碍表现（意识障碍），超声可见颈动脉夹层，腹主动脉夹层。

扫描二维码观看原始病例视频（图 66-8）。

图 66-8

病例 67

患者女性，58岁，胸痛4小时。急诊查心电图示：窦性心律，前壁导联 ST 段压低（图 67-1）。

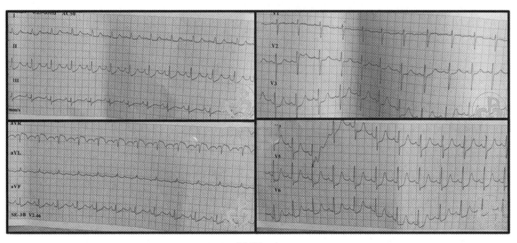

图 67-1

诊断为急性心肌梗死。双绕行直接进入导管室。透视发现纵隔增宽，大量心包积液（图 67-2、图 67-3）。

当时考虑为主动脉夹层想直接下台做 CT 检查，但已穿刺，怕家属不理解，简单交代病情后，迅速在主动脉根部造影，明确诊断为主动脉夹层后下台（图 67-4，观看视频更明显）。

因该地区医院没能力做主动脉夹层手术，故带鞘从导管室直接转至北京某医院。患者血压低，多巴胺维持。

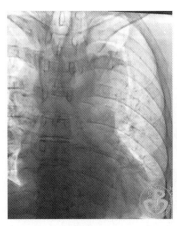
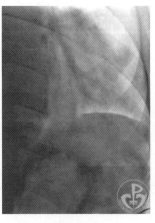
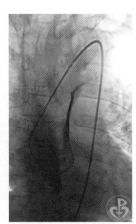

| 图 67-2 | 图 67-3 | 图 67-4 |

海昌教授点评，下列迹象提示主动脉夹层：

1. 透视发现主动脉增宽，大量心包积液，心肌外缘透亮带随心脏跳动，心包外缘无搏动，心肌外缘与心包外缘之间有一定距离。

2. 导管在主动脉内造影：主动脉增宽，导管呈"死亡芭蕾"样跳动，显影的主动脉内膜造影剂滞留，左右大幅度摆动，窦底可见内膜片扇动，此时导管在假腔内。

扫描二维码观看原始病例视频（图 67-5）。

图 67-5

病例 68

患者男性，45岁，突发胸痛伴大汗、全身无力6小时入院。有高血压病史。心电图检查提示下壁导联和 V$_4$ 导联 ST 段抬高。

拟诊 STEMI，行急诊冠状动脉造影检查。术者 Tig 导管无法完成冠状动脉造影检查，即以猪尾导管于主动脉造影，手推造影剂，仅见造影剂不均匀，未发现直接主动脉夹层征象（图 68-1）。

因为手推造影剂，显影效果不佳，为避免遗漏，将猪尾导管置于升主动脉中段，仍手推造影剂，发现显影剂扩散缓慢，未发现直接主动脉夹层征象（图 68-2）。

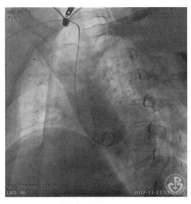 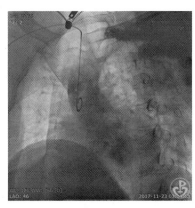

图 68-1　　　　　　　　　　　　　　　图 68-2

既然未发现夹层，再以 Tig 多功能造影导管行左冠状动脉造影检查，结果显示：①造影管"死亡舞蹈"；②真、假腔；③不同的排空速度（真腔造影剂排空快，假腔排空速度慢）；④内膜片（图 68-3）。

仍不放心，将猪尾导管置于窦底，手推显影剂，显示真、假腔挤压现象（图 68-4）。确诊主动脉夹层，立即转外院行手术治疗。

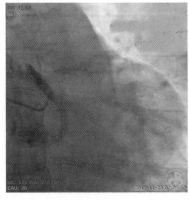 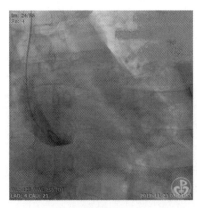

图 68-3　　　　　　　　　　　　　　　图 68-4

海昌教授点评，下列迹象提示主动脉夹层：

1　造影找不到冠状动脉开口，并不是左、右冠状动脉都闭塞，患者还活着，最大可能是导管在主动脉夹层假腔。

2　猪尾导管在主动脉内造影见窦底形状改变，主动脉管壁平直左右摆动，窦底造影未见冠状动脉显影，主动脉内血流缓慢，此时导管在假腔内。

3　回退猪尾导管造影，主动脉内血流缓慢，造影剂滞留，导管在假腔内。

4　造影导管在窦底造影见导管呈"死亡芭蕾"样跳动，左冠状动脉显影但未见左主干开口，窦底形状改变，内膜片摆动，内膜片把主动脉分成真、假两腔，真、假腔造影剂着色浓度不同，随心跳互相挤压。

5　最终的猪尾导管在主动脉内造影可见到明显的内膜摆动影像。

扫描二维码观看原始病例视频(图 68 - 5)。

图 68 - 5

病例 69

患者女性，57岁，突发胸痛4小时入院。既往有高血压、脑梗死病史。查体：血压180/90mmHg，心率80次/分，心脏听诊未闻及杂音。心电图提示广泛前壁心肌梗死（图69-1、图69-2）。

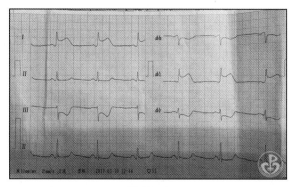

图 69-1

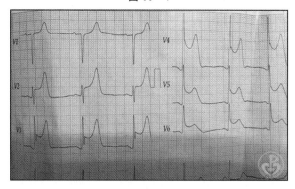

图 69-2

急诊行冠状动脉造影检查，发现右冠状动脉光滑无狭窄（图69-3、图69-4）。

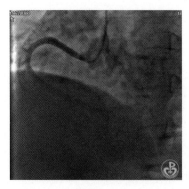

图 69-3

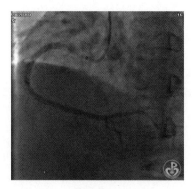

图 69-4

考虑左冠状动脉闭塞，直接进指引导管，预置导丝在导管内，准备导管到位后送导丝开通前降支，结果左冠状动脉血管正常，无狭窄(图 69-5、图 69-6)。

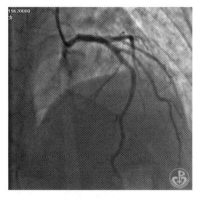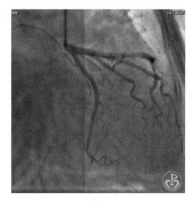

图 69-5　　　　　　　　　　　　　　图 69-6

复习造影图像，右冠状动脉造影检查时可见导管摆动，怀疑主动脉夹层，行主动脉造影发现窦底形状改变，主动脉管腔分层改变(图 69-7)。

下台后行主动脉 CTA 检查，明确主动脉夹层(图 69-8)!

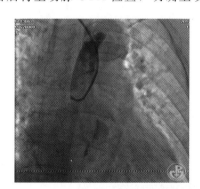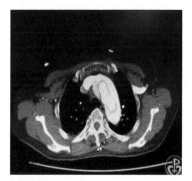

图 69-7　　　　　　　　　　　　　　图 69-8

海昌教授点评，下列迹象提示主动脉夹层：

1　右冠状动脉造影检查时可见导管呈"死亡芭蕾"样跳动，主动脉瓣大量造影剂反流。

2　左冠状动脉造影检查时可见窦底形状改变。

3　左、右冠状动脉血管光滑无狭窄。

4　主动脉造影可见窦底形状改变，窦底被内膜片分隔。

5　主动脉 CTA 检查明确诊断。

扫描二维码观看原始病例视频(图 69-9)。

图 69-9

病例 70

患者男性，77 岁，因突发胸痛 7 天急诊入院。院外心电图提示 $V_1 \sim V_3$ 导联 ST 段轻度抬高，心肌损伤标志物轻度升高。

入院急诊心电图检查提示无特异性改变(图 70-1)。

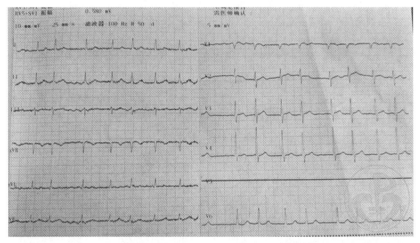

图 70-1

急诊行冠状动脉造影检查，发现右冠状动脉光滑无狭窄(图 70-2，视频中可见导管摆动)。

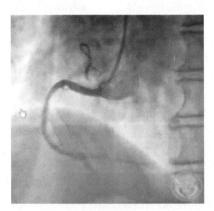

图 70-2

左冠状动脉大致正常，血管光滑，无动脉粥样硬化斑块。术后回顾造影视频发现窦底有造影剂滞留(图 70-3、图 70-4)，但术中未发现。

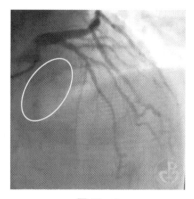
图 70 - 3

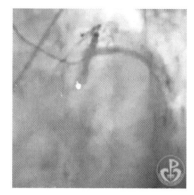
图 70 - 4

造影未发现冠状动脉血管异常，下台保守治疗，术后第 3 天再次突发胸痛，心电图如图 70 - 5 所示。

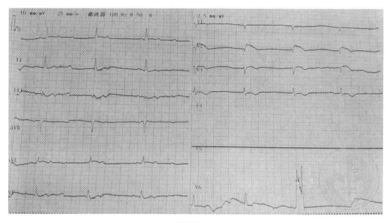
图 70 - 5

患者随即出现意识障碍，立即进行心肺复苏。床旁心脏彩超检查提示心脏机械活动消失，但持续推药心肺复苏无反应，临床死亡。

海昌教授点评，下列迹象提示主动脉夹层：

1　心肌梗死诊断不典型：心电图无特异性改变，心肌损伤标志物轻度升高。

2　冠状动脉造影检查示左、右冠状动脉血管正常，无严重狭窄。

3　右冠状动脉造影检查时可见导管呈"死亡芭蕾"样跳动。

4　左冠状动脉头位造影可见窦底造影剂滞留。

扫描二维码观看原始病例视频(图 70 - 6)。

图 70 - 6

病例 71

患者男性，61 岁，因剧烈胸痛伴大汗 1 小时入院。院外心电图显示：aVR 导联 ST 段抬高，V_1 导联 ST 段抬高。

入院查体：血压 105/60mmHg（左上肢）、114/67mmHg（右上肢），心率 67 次/分。心肌损伤标志物阴性。入院心电图如图 71－1 所示。

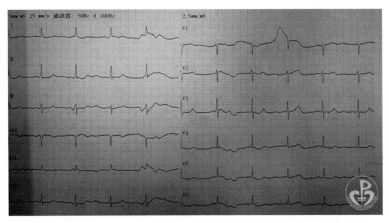

图 71－1

患者胸痛症状不缓解，不排除左主干病变，但入院心肌损伤标志物肌红蛋白、肌钙蛋白均不高（心肌梗死超急期可以不高），D-二聚体异常增高，怀疑心肌梗死、肺栓塞、主动脉夹层。

犹犹豫豫中同家属谈话，拟行造影检查，开通心肌梗死绿色通道（没交费），将患者推入导管室。心中总感觉不对劲，嘱咐助手准备好手术台，先别穿刺造影，先透视查看主动脉宽度、心影等，结果发现主动脉明显增宽（图 71－2）。

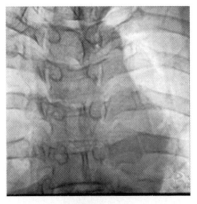

图 71－2

立即下台行主动脉 CTA 检查，结果明确主动脉夹层诊断(图 71 - 3)。

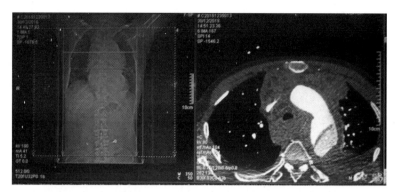

图 71 - 3

海昌教授点评，下列迹象提示主动脉夹层：

1　胸痛患者不典型的心肌梗死表现：心电图不典型，心肌损伤标志物阴性。

2　D-二聚体升高。

3　透视纵隔影增宽。

4　主动脉 CTA 检查明确诊断主动脉夹层。

扫描二维码观看原始病例视频(图 71 - 4)。

图 71 - 4

病例 72

患者男性，48岁，胸痛、背痛15小时入院。患者15小时前睡觉时出现胸痛且向后背部放射，晨起在当地诊室输液治疗，症状有所缓解，但未完全消失。午后去当地市医院就诊，查心电图无明显异常（图72-1）。

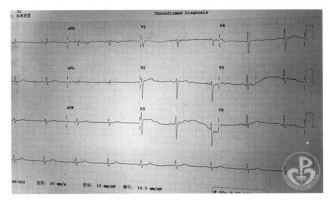

图 72-1

心肌损伤标志物明显升高（图72-2）。

CK	1129		↑	U/L	26－174
CK-MB	97		↑	U/L	0－25
LDH	348		↑	U/L	109－245
α-HBDH	339		↑	U/L	72－182
cTnI	1.23		↑↑	ng/ml	0－0.30
CK-MB	>100		↑	ng/ml	0－5.00
MYO	280.7		↑	ng/ml	0－5□.□0
NT-pro BNP	<18			pg/ml	0－3□□. □

图 72-2

考虑心肌梗死，急诊行冠状动脉造影检查，未发现罪犯血管（图72-3、图72-4）。

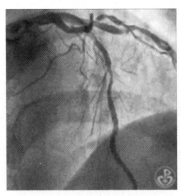

图 72-3

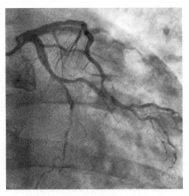

图 72-4

右冠状动脉远端末梢病变(图 72-5、图 72-6)。

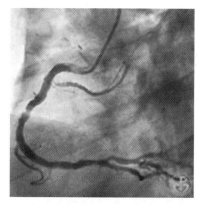

图 72-5

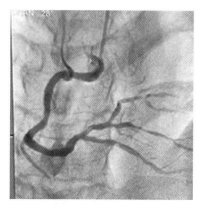

图 72-6

下台后行 CTA 检查，证实是主动脉夹层。

海昌教授点评，下列迹象提示主动脉夹层：

1　胸痛伴后背部疼痛，心电图无特异性表现。

2　冠状动脉造影检查血管轻度病变，与症状不符。

3　左冠状动脉造影检查时可见导管左、右大幅度摆动，呈"死亡芭蕾"样跳动。

扫描二维码观看原始病例视频(图 72-7)。

图 72-7

病例 73

　　患者男性，60 岁，有高血压，平素没有任何不适症状。此次奔波 300km，从外地坐长途大巴走亲戚，顺便查体，做彩超时发现主动脉增宽了，又仔细追问病史，好像刚刚才有 3 分钟左右的背部隐隐作痛，很快就好了。于是建议做 CTA 检查，结果显示 3 型主动脉夹层（图 73 - 1、图 73 - 2）！

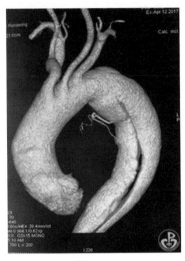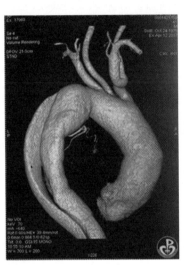

图 73 - 1　　　　　　　　　　　　　图 73 - 2

　　入院后立即手术！主动脉覆膜支架植入！因为这是外院的 CTA 检查，只做了胸部（我院要求必须做全程 CTA 检查），为了争取时间、节省费用，没有再重新做 CTA 检查。结果在手术的时候遇到麻烦！右股动脉分离穿刺后，钢丝无法进入降主动脉，造影发现股动脉闭塞（图 73 - 3）！

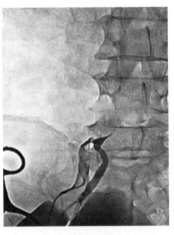

图 73 - 3

把升主动脉的黄金标测导管调整到降主动脉，小心翼翼地从降主动脉的真腔向下送至最远段，造影提示：左肾动脉发自假腔；左髂总动脉发自假腔；右髂总动脉到股动脉仍有螺旋形撕裂，股动脉穿刺针穿刺进了假腔(图73-4、图73-5)!

于是在分离的股动脉外侧(真腔内)重新穿刺，这次钢丝顺利进入降主动脉，在全程冒烟证实真腔的情况下，猪尾导管顺利到达升主动脉，沿猪尾导管更换强支撑导丝后，顺利植入主动脉覆膜支架1枚(图73-6)。

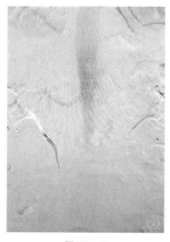 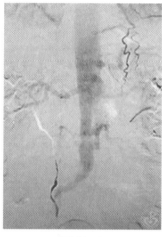 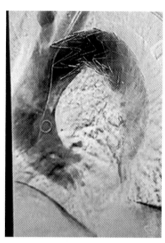

图73-4　　　　　　　　　　图73-5　　　　　　　　　　图73-6

主动脉覆膜支架释放后效果极好! 支架完全隔断假腔，恢复真腔供血。目前患者正在顺利恢复中! 主动脉夹层死亡率非常高，患者在及时就诊并接受手术治疗后获救，真是幸运! 祝他早日康复!

海昌教授点评，下列迹象提示主动脉夹层：

1　主动脉夹层症状通常都伴有后背部疼痛。

2　累及冠状动脉可表现为不典型的急性心肌梗死，往往这种心肌梗死心电图呈不典型的ST-T改变，心肌损伤标志物轻度升高。

3　通常伴有D-二聚体升高。

4　纵隔增宽是主动脉夹层的特征性表现。

5　该例患者劳累后(坐长途大巴车)。发生短暂后背隐痛，症状不典型，要很有经验的医生才能引起注意。

扫描二维码观看原始病例视频(图73-7)。

图73-7

病例 74

患者男性，50 岁，气促、胸闷 1 小时余入院。有高血压病史。

入院查体：血压 160/80mmHg。心、肺无明显异常。心肌损伤标志物正常。急诊心电图没有明显的定位改变(图 74 - 1)。

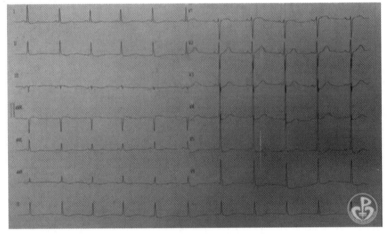

图 74 - 1

急诊行冠状动脉造影检查发现孤立性左主干重度狭窄，远端血管大致正常，无明显狭窄(图 74 - 2)。

急诊处理左主干病变，球囊扩张(图 74 - 3)后患者意识丧失。行胸外按压，给予肾上腺素 1mg 静脉推注后神志恢复，血氧饱和度 70%。

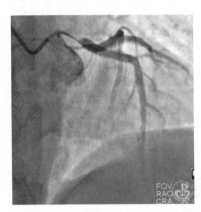

图 74 - 2

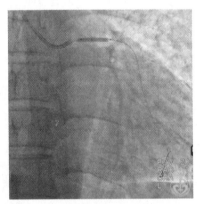

图 74 - 3

立即植入 4.0×18mm 支架，于 16atm 下释放(图 74 - 4)。

呼吸机辅助呼吸，置入 IABP 后下台。术后患者的症状缓解，生命体征平稳。

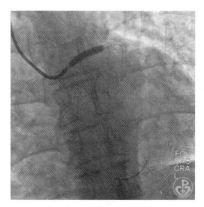

图 74 - 4

海昌教授点评，下列迹象提示主动脉夹层：

1 本例患者高度怀疑主动脉夹层。

2 左冠状动脉造影检查可见孤立性左主干管状严重狭窄，造影时可见导管摆动，窦底形状改变，造影剂快速闪动，主动脉瓣反流。

3 本病例资料不多，没有直接证据证明是主动脉夹层。

扫描二维码观看原始病例视频(图 74 - 5)。

图 74 - 5

病例 75

患者女性，65 岁，胃部不适 1 天，头晕、恶心 6 小时入院。查体：血压 110/60mmHg。急诊科心肌损伤测定，三项均升高。急诊心电图下壁导联 ST 段抬高（图 75-1）。

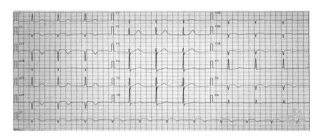

图 75-1

诊断为急性心肌梗死。因导管室占台，启动溶栓治疗，立即给予阿司匹林肠溶片 300mg、氯吡格雷片 300mg 口服，重组人组织型纤溶酶原激活剂 TNK 溶栓治疗。溶栓 2 小时后，ST 段恢复基线（图 75-2）。

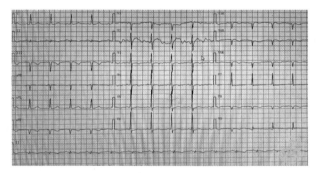

图 75-2

按照《急性 ST 段抬高型心肌梗死溶栓治疗的合理用药指南》要求，溶栓后 2 小时行冠状动脉造影检查，发现左冠状动脉正常（图 75-3、图 75-4）。

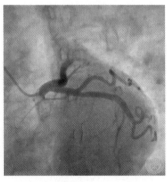 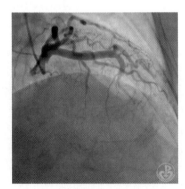

图 75-3   图 75-4

右冠状动脉近端呈弥漫性狭窄，中段严重狭窄（图 75 - 5）。

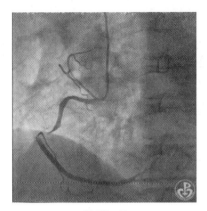

图 75 - 5

造影结束后远端造影剂滞留，等 10 秒钟后仍然呈现滞留状态（图 75 - 6、图 75 - 7）。

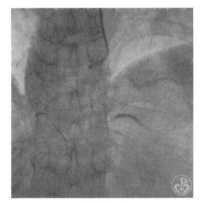 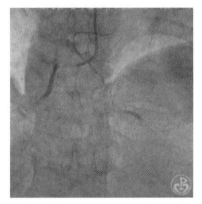

图 75 - 6   图 75 - 7

考虑造影剂滞留系右冠状动脉中段重度狭窄所引起，准备在右冠状动脉中段植入支架。使用 JR 4.0 指引导管，Sion 导丝顺利通过狭窄处（图 75 - 8）。

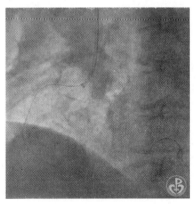

图 75 - 8

2.0×15mm 球囊预扩张，扩张后狭窄解除不明显，仍有造影剂滞留（图 75 - 9、图 75 - 10）。

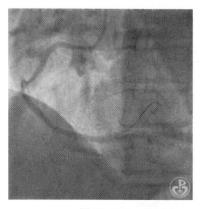

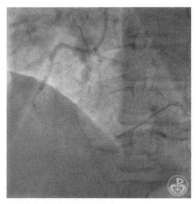

图 75 - 9   图 75 - 10

更换 2.5×10mm 球囊预扩张后仍有造影剂滞留，但血流 TIMI 3 级，局部植入 3.5×36mm 支架，于 12atm 下释放(图 75 - 11、图 75 - 12)。

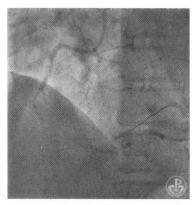

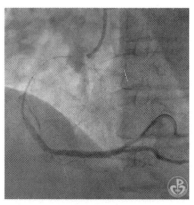

图 75 - 11   图 75 - 12

支架释放后造影更奇怪，感觉造影剂灌到一盲腔里(图 75 - 13、图 75 - 14)。

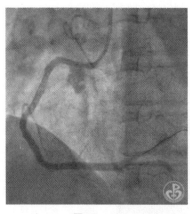

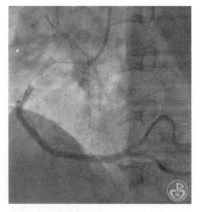

图 75 - 13   图 75 - 14

观察 5 分钟再次造影发现近端夹层！右冠状动脉远端血流中断！考虑医源性右冠状动脉开口夹层(图 75 - 15)。

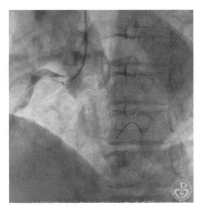

图 75 - 15

立即在右冠状动脉开口植入 4.0×15mm 支架，于 12atm 下释放后仍可见夹层（图 75 - 16、图 75 - 17）。

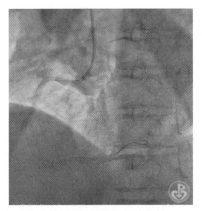

图 75 - 16

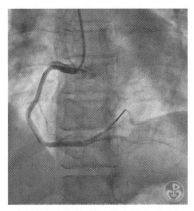

图 75 - 17

之后用 4.5mm 高压球囊于 18～20atm 高压下扩张，仍然感觉支架外有夹层及血肿存在，但夹层开口封闭，血流 3 级，没有再处理（图 75 - 18、图 75 - 19）。动态视频可见主动脉瓣反流，导管摆动，窦底形状改变。

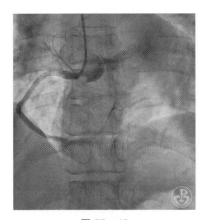

图 75 - 18

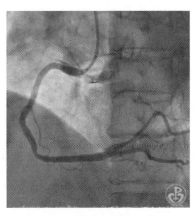

图 75 - 19

右冠状动脉术中发现主动脉夹层迹象，下台后直接进行主动脉 CTA 检查，果然确定为 1 型夹层(图 75-20、图 75-21)。

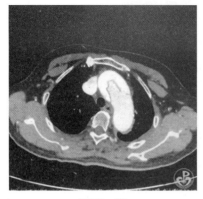

图 75-20

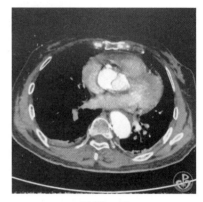

图 75-21

海昌教授点评，下列迹象提示主动脉夹层：

1 造影见左冠状动脉及右冠状动脉远端血管正常，右冠状动脉近中段弥漫变窄，呈痉挛或血肿压迫样改变。

2 球囊扩张后狭窄解除不明显，不符合常规粥样硬化斑块导致病变的特征，也没有见到血栓影。

3 植入第 1 枚支架后造影可见罕见影像，造影剂像是进入血管盲腔，从支架入口水平开始造影剂排空延迟。也就是说，支架入口水平以远造影剂完全充盈时，支架入口近端已经快速排空，使造影剂在支架入口水平处形成明显的截断表现，与血肿压迫近段冠状动脉导致造影剂排空加速有关。

4 右冠状动脉开口夹层，可见右窦形状改变(图 75-15)，主动脉内可见内膜片摆动，显影的主动脉管腔为假腔，血流速度慢，造影剂排空减慢。

5 右冠状动脉开口支架植入后造影检查可见开口部仍有造影剂滞留，说明右冠状动脉开口支架并没有封闭夹层入口，造影剂是通过主动脉夹层延续至右冠状动脉近端的，此时可见窦底形状改变，导管在夹层内膜片拍击下大幅度摆动，呈"死亡芭蕾"样跳动。

6 术后 CTA 检查可明确诊断。

扫描二维码观看原始病例视频(图 75-22)。

图 75-22

病例 76

患者男性，69 岁，胸痛 3 小时入院。既往有高血压病史 20 年。入院查体：血压 124/72mmHg，心率 90 次/分。心脏听诊未闻及杂音。急诊心电图见下壁导联 ST 段抬高（图 76 - 1）。

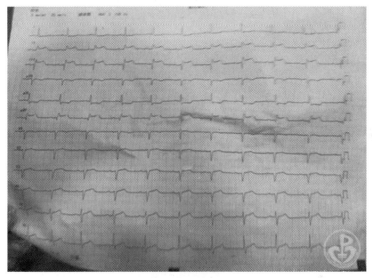

图 76 - 1

入院后急诊行冠状动脉造影检查：**左冠状动脉管腔光滑无明显狭窄**（图 76 - 2、图 76 - 3），左冠状动脉造影检查时可见向右冠状动脉提供侧支循环，右冠状动脉远端显影。

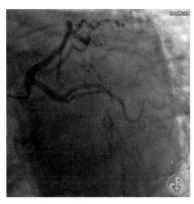

图 76 - 2

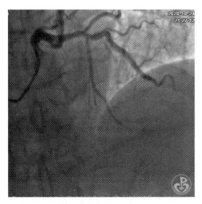

图 76 - 3

反复调整导管找不到右冠状动脉，透视下发现纵隔增宽（图 76 - 4），怀疑主动脉夹层。于是下台行主动脉 CTA 检查，果然明确是主动脉夹层。

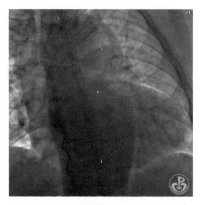

图 76 - 4

海昌教授点评，下列迹象提示主动脉夹层：

1　下壁心肌梗死，找不到右冠状动脉。

2　纵隔增宽。

3　主动脉 CTA 检查明确诊断。

4　本病例临床表现为下壁心肌梗死。造影找不到右冠状动脉，左冠状动脉造影检查时可见向右冠状动脉提供侧支循环，非常容易漏掉主动脉夹层，而执着于寻找闭塞的右冠状动脉，需要更多的临床资料分析具体病例。

扫描二维码观看原始病例视频（图 76 - 5）。

图 76 - 5

病例 77

患者男性，56 岁，胸痛 3 小时入院。2017 年行主动脉瓣置换术，术后长期口服华法林。

入院查体：脉率 94 次/分，血压 130/89mmHg，双肺呼吸音清，双肺未闻及干、湿啰音，心律齐，心率 94 次/分，无杂音。急诊科心电图提示急性下壁心肌梗死(图 77-1)。

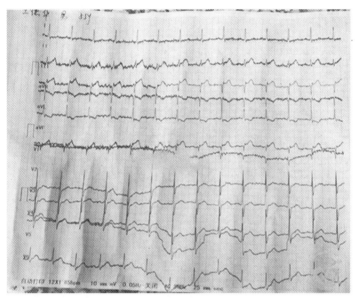

图 77-1

入院后急诊行冠状动脉造影检查：左冠状动脉正常无狭窄(图 77-2、图 77-3)。

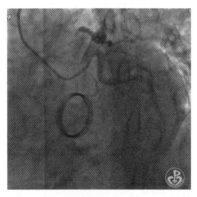

图 77-2

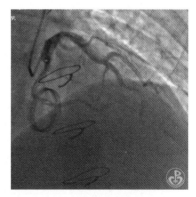

图 77-3

右冠状动脉造影检查时发现开口处造影剂滞留，右冠状动脉自开口闭塞(图 77-4、图 77-5)。

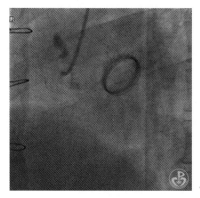
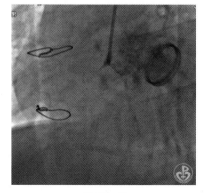

图 77 - 4 图 77 - 5

准备开通右冠状动脉，但导丝不能通过，怀疑夹层，停下来做升主动脉造影未发现明确的主动脉夹层迹象（图 77 - 6）。再次尝试，导丝仍不能通过，因操作时间长，故结束手术，下台。

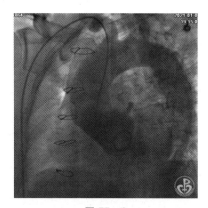

图 77 - 6

术后症状缓解，心电图下壁导联 ST 段恢复到基线水平（图 77 - 7）。

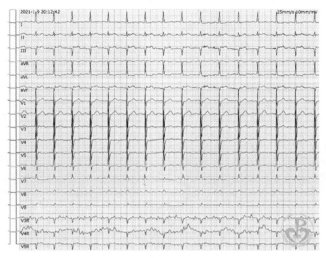

图 77 - 7

调取了 4 年前换瓣术前的冠状动脉造影检查，发现右冠状动脉正常（图 77-8）。

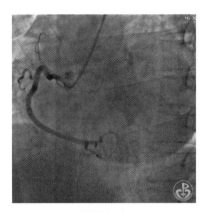

图 77-8

结合本次冠状动脉造影检查结果，不能排除主动脉夹层，于是完善主动脉 CTA 检查，果然明确是主动脉夹层（图 77-9）。

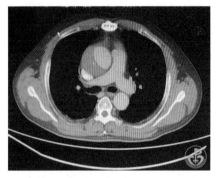

图 77-9

海昌教授点评，下列迹象提示主动脉夹层：

1. 独立性右冠状动脉开口闭塞。
2. 右冠状动脉造影检查时发现主动脉壁造影剂滞留。
3. 急性心肌梗死，右冠状动脉闭塞，导丝通过困难，此时导管从假腔进入右冠状动脉开口，右冠状动脉显影的是右冠状动脉开口处盲端样结构。
4. 主动脉 CTA 检查明确是主动脉夹层。

扫描二维码观看原始病例视频（图 77-10）。

图 77-10

病例 78

　　患者女性，50 岁，反复胸闷、胸痛 1 个月，加重 1 天入院。高血压 4 年，平素血压控制欠佳。1 天前出现持续性疼痛，放射至后背部，伴大汗，曾于当地医院行冠状动脉造影检查示"右冠状动脉完全闭塞"（具体结果不详），未行支架植入术。患者症状无明显缓解，遂自行要求转入我院治疗。

　　入院查心电图提示急性下壁心肌梗死（图 78 - 1）。

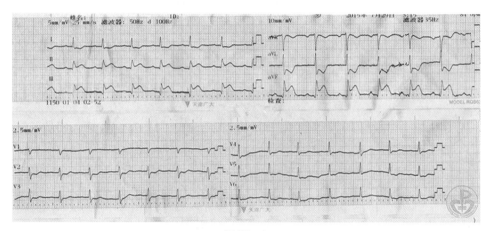

图 78 - 1

　　入院后患者仍有症状，于是行急诊 PCI，计划开通右冠状动脉。经桡动脉直接送入指引导管，导丝通过，球囊扩张后造影见右冠状动脉近端病变，有少量血流通过（图 78 - 2、图 78 - 3）。

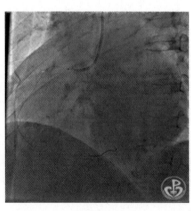
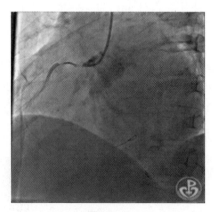

图 78 - 2　　　　　　　　　　　　　　　图 78 - 3

　　再次扩张后血流稍改善，但仍未达到 3 级血流，在开口植入 4.0×29mm 支架后血流恢复（图 78 - 4、图 78 - 5）。

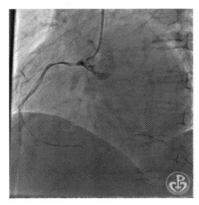
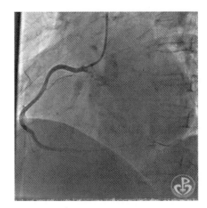

图 78 - 4 图 78 - 5

术后心率、血压稳定，安全返回病房。术后患者疼痛减轻，但仍有腰痛。

术后第 1 天，患者之前就诊的当地医院医生听说我院给患者做 PCI，遂将当地造影的结果发给我院。让我们大吃一惊，外院造影结果示左冠状动脉正常，多功能导管找不到右冠状动脉，并且有主动脉夹层特征(图 78 - 6 至图 78 - 9)。

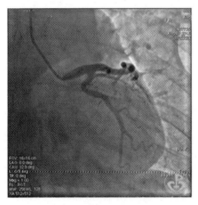
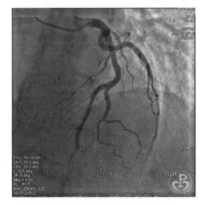

图 78 - 6 图 78 - 7

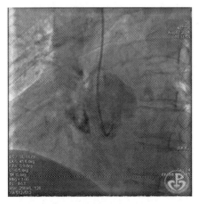
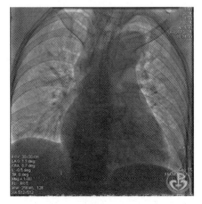

图 78 - 8 图 78 - 9

知道当地造影结果后，马上给患者做主动脉 CTA 检查，确定为主动脉夹层(图 78 - 10、图 78 - 11)。

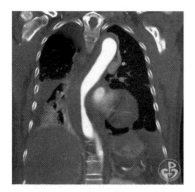

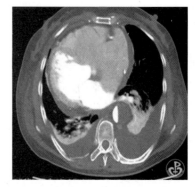

图 78 - 10   图 78 - 11

患者术后肌酐、转氨酶进行性升高，逐渐出现尿量减少。因病情进行性加重，患者自动出院。患者出院后停用一切药物，随访时仍然存活，平素体力下降，无胸闷、胸痛。

海昌教授点评，下列迹象提示主动脉夹层：

1　不典型心肌梗死症状：胸痛伴有后背部疼痛，行 PCI 后胸痛缓解，又出现腰痛。

2　孤立性右冠状动脉开口闭塞，右冠状动脉开口狭窄呈现血肿压迫样改变。

3　右冠状动脉 PCI 中可见主动脉壁造影剂滞留（图 78 - 4）。

4　右冠状动脉支架定位时用力造影，窦底显影时可见窦底平直，形状改变。

5　回顾外院造影，右冠状动脉造影检查时可见明显的假腔内造影剂滞留，着色不均匀，为假腔内血栓形成；造影管在窦底冒烟真腔显影时与假腔之间有一明显的透亮带，为与主动脉外膜分离的内膜片结构。

6　CTA 检查明确诊断主动脉夹层。

扫描二维码观看原始病例视频（图 78 - 12）。

图 78 - 12

病例 79

　　这是一名怀疑心肌梗死而上台最终证实是 1 型主动脉夹层的患者。右冠状动脉反复钩不到，造影导管在主动脉内左右摆动得厉害，并可见主动脉增宽(图 79 - 1、图 79 - 2)。

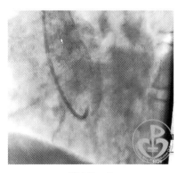 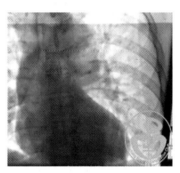

图 79 - 1　　　　　　　　　　　　　　　　图 79 - 2

　　经反复尝试，导管靠近右冠状动脉开口发现右冠状动脉血管正常，管壁光滑无斑块(图 79 - 3)。

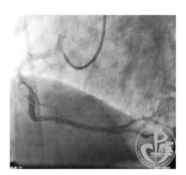

图 79 - 3

　　更换猪尾导管进行主动脉造影证实为主动脉夹层(图 79 - 4)。造影导管被假腔推得来回摆动，还是挺有特点的，以后碰上类似的情况需要小心谨慎。

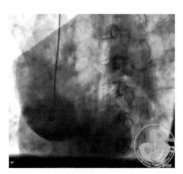

图 79 - 4

海昌教授点评，下列迹象提示主动脉夹层：

1　导管找不到右冠状动脉，在主动脉内大幅度摆动，呈"死亡芭蕾"样跳动，窦底形状改变。

2　主动脉增宽。

3　右冠状动脉造影检查见血管正常，造影导管呈"死亡芭蕾"样跳动。

4　猪尾导管造影可见明确的真、假腔，真、假腔之间的透亮带为内膜片结构，内膜片对导管有拍击动作，导管穿过了真、假腔，头端在假腔，体部在真腔。

扫描二维码观看原始病例视频（图 79 - 5）。

图 79 - 5

病例 80

一位急性胸痛伴血压低的患者急诊入院。根据其症状、查体及辅助检结果诊断为急性心肌梗死。置入 IABP 后急诊行冠状动脉造影检查，造影显示：右冠状动脉大致正常，右冠状动脉造影时可见主动脉瓣大量反流；左冠状动脉造影检查发现左主干闭塞，窦底呈平直样形状改变，同时窦底可见摆动的内膜片样结构(图 80-1、图 80-2)。

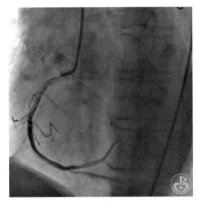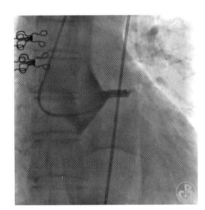

图 80-1   图 80-2

术中未意识到患者为主动脉夹层，尝试开通左主干。选 JL 3.5 指引导管导丝不能通过闭塞段，此时患者的血压进一步降低。更换 EBU 指引导管，导丝仍不能通过(图 80-3、图 80-4)。

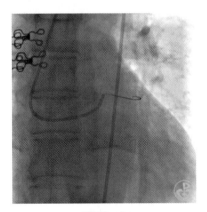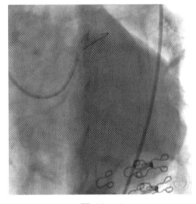

图 80-3   图 80-4

最终患者在术中死亡。

海昌教授点评，下列迹象提示主动脉夹层：

1 右冠状动脉正常，血管光滑无狭窄，主动脉瓣大量反流。

2 左冠状动脉造影检查时，主动脉增宽，左主干闭塞呈夹层盲腔样改变，窦底平直，导管呈"死亡芭蕾"样跳动，主动脉内血流缓慢，此时导管在假腔内。

3 左冠状动脉造影检查时可见窦底内膜片扇动，为夹层的内膜片显影摆动所致。

4 指引导管进入的是假腔，导丝不可能通过到达远端真腔，更换成强支撑指引导管反复造影可见主干盲腔向前移动，此时会把左主干压迫得更严重。

扫描二维码观看原始病例视频（图 80 - 5）。

图 80 - 5

病例 81

患者男性，59 岁，主诉间断胸、背痛 2 天，加重 4 小时。2 天前无明显诱因开始出现间断性胸、背部疼痛症状，呈阵发性发作，每次发作持续数十分钟，与活动无明显相关，以胸骨上段为主，伴咽喉部不适感，伴头晕，休息后症状可逐渐缓解，2 天内症状反复发作 3 次。4 小时前患者再次出现胸、背部疼痛症状，以背痛为主，性质与前相似，程度明显加重。

入院查体：脉率 94 次/分，血压 150/110mmHg。心电图提示急性前壁心肌梗死（图 81-1）。

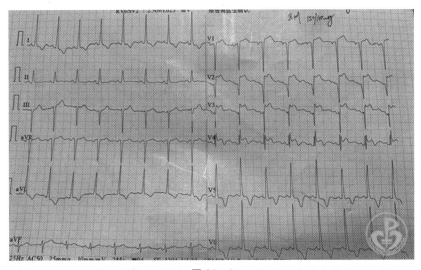

图 81-1

心肌损伤标志物轻度异常（图 81-2）。

检测项目	cTnI/Myo/CK-MB
检测结果	
cTnI	0.56ng/ml
Myo	<25.00ng/ml
CK-MB	<2.50ng/ml
参考范围	
cTnI	0 - 0.5ng/ml
Myo	0 - 50ng/ml
CK-MB	0 - 5.0ng/ml
检测日期	2019.03.20 12:27

图 81-2

入院给予药物负荷后行急诊冠状动脉造影检查：右冠状动脉粗大，轻度病变，可见右冠状动脉向左冠状动脉提供侧支循环（图 81-3、图 81-4）。

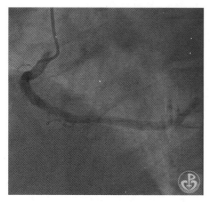

图 81-3

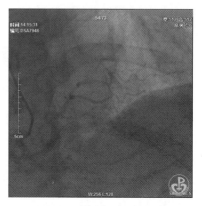

图 81-4

左冠状动脉回旋支大致正常，前降支近端完全闭塞，闭塞处呈平头的整齐断端（图81-5、图81-6）。

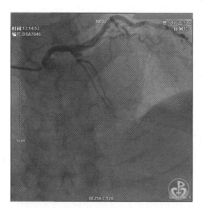

图 81-5

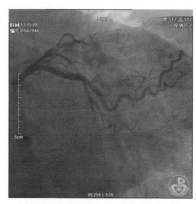

图 81-6

反复尝试，导丝不能通过（图81-7、图81-8），结束手术。

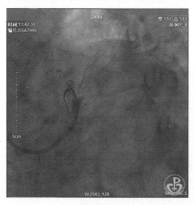

图 81-7

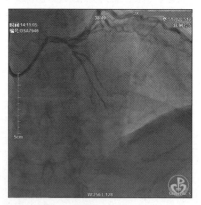

图 81-8

术后胸部CT发现主动脉增宽，升主动脉内分层结构，可疑主动脉夹层（图81-9、图81-10）。

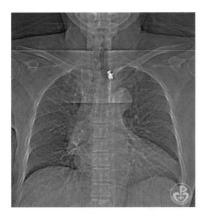
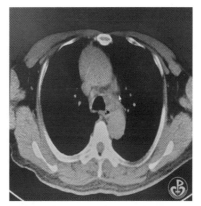

图 81 - 9   图 81 - 10

主动脉 CTA 检查明确诊断为 1 型主动脉夹层(图 81 - 11、图 81 - 12)。

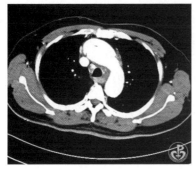
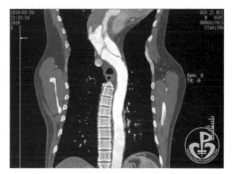

图 81 - 11   图 81 - 12

海昌教授点评，下列迹象提示主动脉夹层：

1 患者 2 天内反复胸、背部疼痛。入院当天胸、背部疼痛以背痛为主。

2 心电图见前壁心肌梗死改变，但心肌损伤标志物轻度增高，为不典型心肌梗死表现。

3 前降支近端闭塞，右冠状动脉为前降支提供侧支循环，不能排除主动脉夹层同时合并前降支的慢性闭塞，导致鉴别诊断困难。

4 胸部 CT 见主动脉增宽，升主动脉内分隔改变。

5 CTA 检查明确主动脉夹层诊断。

扫描二维码观看原始病例视频(图 81 - 13)。

图 81 - 13

病例 82

患者女性，发作性胸痛 2 小时入院。急诊测血压 90/50mmHg。急诊心电图示 aVR 导联 ST 段抬高，多导联 ST 段压低。心肌损伤标志物升高。

考虑急性心肌梗死，急诊行冠状动脉造影检查：左窦底平直，导管头端造影剂滞留，左主干没有显影；右冠状动脉开口闭塞，右窦底平直（图 82 - 1、图 82 - 2）。

主动脉内推注造影剂，主动脉增宽，造影剂呈分隔样流动（图 82 - 3）。

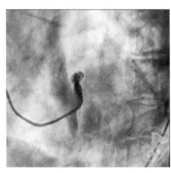 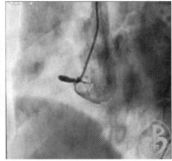 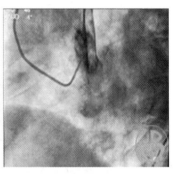

图 82 - 1   图 82 - 2   图 82 - 2

造影后 2 小时心率、血压下降，患者死亡。

海昌教授点评，下列迹象提示主动脉夹层：

1 造影显示左冠状动脉开口处呈夹层盲腔样改变，局部造影剂滞留，窦底形状改变，主动脉管壁显影，有造影剂滞留，视频可见随着推注的造影剂，夹层被撕开，像吹气球一样的图像。

2 右冠状动脉造影检查见右冠状动脉开口呈夹层盲腔样改变，窦底形状改变，导管被主动脉夹层内膜片拍击呈"死亡芭蕾"样跳动。

3 导管在主动脉内造影示：主动脉增宽，内膜片摆动，造影剂在真、假腔内流动。

4 三幅视频显示导管都在假腔内。

扫描二维码观看原始病例视频（图 82 - 4）。

图 82 - 4

病例 83

男性患者，46 岁，以主诉劳累后突发胸痛及左下肢疼痛 20 分钟入院。首份心电图提示 $V_1 \sim V_3$ 导联 ST 段抬高（图 83-1）。

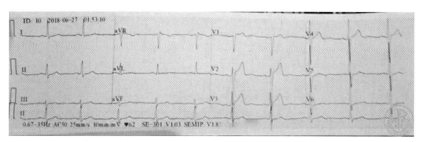

图 83-1

急诊冠状动脉造影检查未找到冠状动脉开口（图 83-2、图 83-3）。

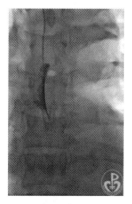
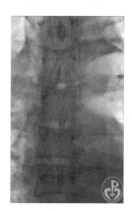

图 83-2   图 83-3

遂行主动脉 CTA 检查：A 型主动脉夹层累及左侧髂动脉（图 83-4 至图 83-6）。

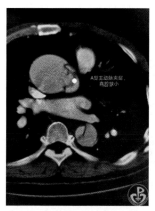
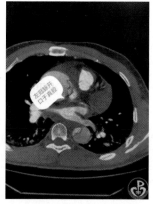
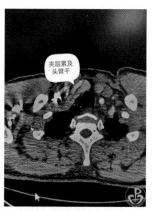

图 83-4   图 83-5   图 83-6

海昌教授点评，下列迹象提示主动脉夹层：

1 胸痛伴有左下肢疼痛的神经系统障碍表现。

2 心电图不是典型 STEMI 表现。

3 冠状动脉造影检查左、右冠状动脉都找不到，不太可能同时闭塞而患者还活着。

4 纵隔增宽。

5 导管在主动脉内造影：造影剂显影的主动脉轮廓比主动脉影明显变窄，主动脉内膜大幅度摆动，血流速度快，主动脉瓣大量反流，此时导管在真腔。

扫描二维码观看原始病例视频（图 83-7）。

图 83-7

病例 84

患者女性，72 岁，胸痛伴大汗 2 小时。

10：00 入院，查肌钙蛋白升高，血象高，D-二聚体升高。心电图提示前壁导联 T 波倒置(图 84-1)。

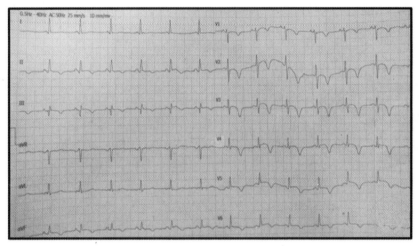

图 84-1

彩超显示：少量心包积液，室壁运动未见异常。胸部 CT 可见心包积液(图 84-2、图 84-3)。

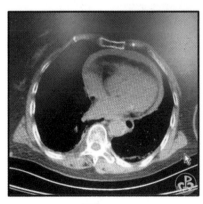

图 84-2

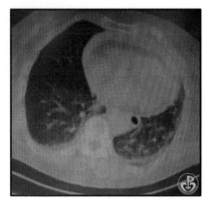

图 84-3

急诊造影：冠状动脉未见异常(图 84-4 至图 84-7，动态视频可见心包积液)。

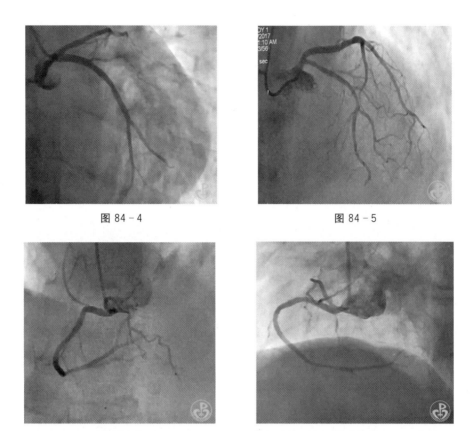

图 84 - 4

图 84 - 5

图 84 - 6

图 84 - 7

怀疑主动脉夹层，换猪尾导管行升主动脉造影检查，未发现明确的主动脉夹层影像（图 84 - 8），但主动脉造影时，冠状动脉未显影。正位透视见纵隔增宽。

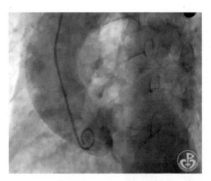

图 84 - 8

入院第 2 天早晨 06：00 猝死。

专家点评：

李恩（郑州大学第二附属医院）

很相似的病例我碰到过。患者一过性晕厥住院，住到神经内科，当天晚上发生急性左心衰竭转入我科，心衰纠正，患者血压不高，无胸痛，无任何不适，肌红蛋白和肌钙蛋白特别高，唯独肌酸激酶同工酶不高，心电图不典型，Ⅰ、Ⅱ 导联稍微抬高半格。当天晚上本想急诊造影，但是想了想放弃了，毕竟患者没有症状。第2天早上查房转氨酶跑到1000U/L以上，D-二聚体达1000mg/L以上，肌红蛋白和肌钙蛋白也很高，唯独肌酸激酶同工酶坚挺，不升高。没办法，进行筛查，先做CT肺动脉造影（computed tomographic pulmonary angiography，CTPA），很幸运，排除了肺栓塞。虽然肺动脉没问题，但是负责任的放射科医生发现了主动脉似乎有问题，进一步行主动脉CTA检查证实为1型主动脉夹层。2天后患者猝死。

张琳（郑州市中心医院）

我们也曾遇到过一例类似的患者。患者急性胸痛入院，首份心电图未见明显缺血性改变，肌钙蛋白正常，胸部CT未见异常。入院后复查心电图显示广泛前壁T波倒置，急诊冠状动脉造影检查显示前降支近段明显造影剂残留。当时患者胸痛已缓解，考虑是痉挛导致的可能性大。但患者血气显示血氧低，我们不放心，建议查肺动脉CTA，结果发现1型主动脉夹层！

> **海昌教授点评，下列迹象提示主动脉夹层：**
>
> 1. 胸痛患者心电图示非典型ST段抬高表现。胸部CT及心脏超声提示心包积液。D-二聚体升高。
> 2. 冠状动脉造影检查见冠状动脉完全正常，血管光滑。可见明确的心包积液表现。
> 3. 主动脉造影检查可见主动脉增宽，窦底形状改变，失去正常3个窦的结构，冠状动脉没有显影，主动脉内血流速度缓慢，造影剂消散缓慢，此时导管在假腔内，真腔被假腔挤压得很细。

扫描二维码观看原始病例视频（图84-9）。

图 84-9

病例 85

患者男性，32 岁，主诉突发腰背痛伴咽喉部不适 1 小时余。患者当晚 19：30 突发腰背痛伴咽喉部不适，程度剧烈，全身大汗，持续不缓解。有高血压病史。

20：42 至我院就诊，急诊查血压 110/62mmHg，心电图显示 Ⅱ、Ⅲ、aVF 导联 ST 段轻度抬高，提示急性下壁心肌梗死可能（图 85 - 1）。

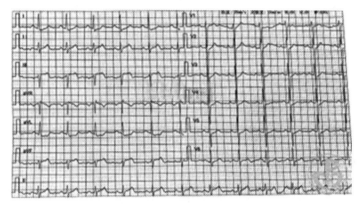

图 85 - 1

胸痛中心会诊医生要求完善胸部 X 光片检查，结果提示升主动脉稍增宽，余未见明显异常。

复查心电图（距首次检查 18 分钟），明确提示急性下壁心肌梗死（图 85 - 2）。

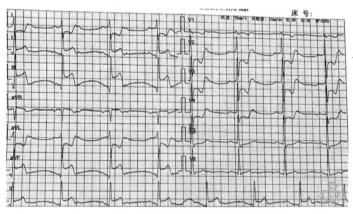

图 85 - 2

会诊医生启动急诊冠状动脉介入手术流程，间隔 14 分钟后加做右心室及正后壁导联的心电图提示：典型的急性下壁、右心室心肌梗死（图 85 - 3）。

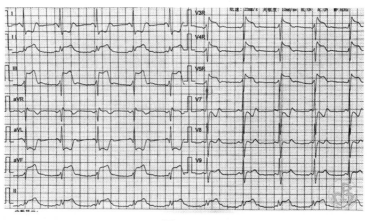

图 85-3

行急诊造影，右侧桡动脉穿刺入路，5F Tig 共用造影管上行至头臂干动脉后，多次尝试仅能通过主动脉弓至降主动脉，无法进入升主动脉，放弃此路。

遂行右股动脉穿刺入路，但导丝上行困难，造影提示右股动脉近心段极度纤细，放弃此路。

触摸左侧股动脉，未扪及，放弃盲穿此路。

改穿左侧桡动脉入路，Tig 管至左、右冠状动脉口困难，窦底处造影，看到右冠状动脉口后造影管调整至右冠状动脉口部造影见右冠状动脉闭塞，造影可见导管在主动脉内剧烈摆动（图 85-4 至图 85-6）。

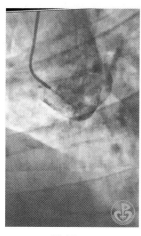
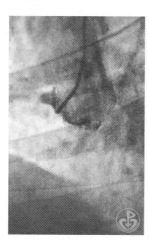
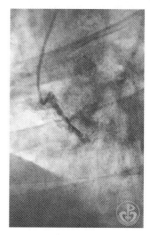

图 85-4   图 85-5   图 85-6

多次尝试均无法看到左冠状动脉口。因主动脉窦增宽明显，交换 6F JL 4.5 造影导管至窦底，仍无法到位左冠状动脉口，故在似乎左冠状动脉口处非选择性造影：窦底开始即出现 2 个腔，可见主动脉夹层（图 85-7）。

下台直接送至 CT 室行胸腹主动脉 CTA 检查：升主动脉增宽，升主动脉、降主动脉、腹主动脉见双腔影，破口位于升主动脉，累及左颈总动脉、左锁骨下动脉、腹腔干、肠系膜上动脉、肠系膜下动脉、双侧肾动脉、左侧髂总动脉、左侧髂外动脉，假腔大，真腔小，右侧肾动脉开口于真腔，左侧肾动脉开口于假腔（图 85 - 8）。

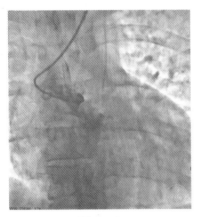
图 85 - 7

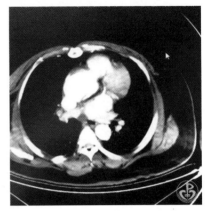
图 85 - 8

后患者转至上级医院行外科手术治疗。

海昌教授点评，下列迹象提示主动脉夹层：

1　年轻患者，首发症状不典型，为腰背部疼痛。

2　急诊造影，右侧桡动脉、双侧股动脉入路不顺利，导丝均不能顺利到达升主动脉。

3　左侧桡动脉导丝能到达升主动脉，右冠状动脉造影检查见右冠状动脉完全闭塞，闭塞段呈夹层盲腔样结构，导管呈"死亡芭蕾"样跳动。

4　Tig 导管找不到左冠状动脉，JL 4.5 造影导管造影可见主动脉增宽，窦底形状改变，主动脉分成真、假两腔，造影剂清晰的是真腔，管腔变窄，真、假腔之间可见内膜片摆动。

5　主动脉 CTA 检查可明确主动脉夹层诊断。

扫描二维码观看原始病例视频（图 85 - 9）。

图 85 - 9

病例 86

患者男性，47 岁，因突发胸痛 3 小时入外院。外院检测心肌三项显示阴性。当时的心电图见图 86 - 1，患者诉胸痛，后背疼痛，为排除主动脉夹层，紧急完善了主动脉 CTA 检查(图 86 - 2、图 86 - 3)。

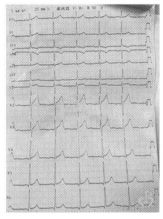
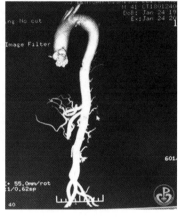
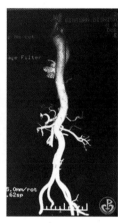

图 86 - 1 　　　　　　　　　　图 86 - 2 　　　　　　　　　　图 86 - 3

复查心电图发现前壁 T 波、ST 段超早期表现，复查心肌三项还是阴性，因距离发病在 4 小时以内，按 ACS 处理(图 86 - 4)。

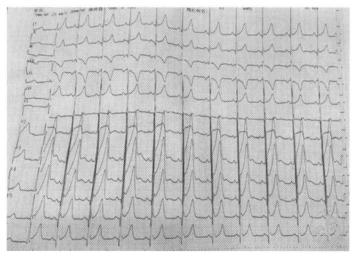

图 86 - 4

转入我院后复查主动脉 CTA 明确已发展为主动脉夹层(图 86 - 5)。

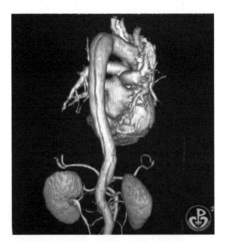

图 86-5

海昌教授点评，下列迹象提示主动脉夹层：

患者持续胸痛，心电图有动态演变，但心肌损伤标志物持续阴性，心肌梗死诊断存疑，复查主动脉CTA果然确诊主动脉夹层，并快速进展。

扫描二维码观看原始病例视频(图 86-6)。

图 86-6

病例 87

患者男性，49 岁，入院 5 小时前出现头晕，左侧肢体麻木，伴胸闷痛，以胸骨中下段为主，烦躁、大汗。入院后患者胸痛继续加重。

心电图提示窦性心动过缓，下壁导联 ST 段轻度抬高，前侧壁缺血性 ST－T 改变（图 87－1）。

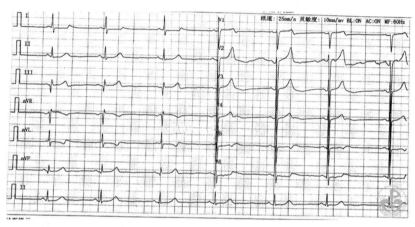

图 87－1

心肌损伤标志物升高，D－二聚体升高（图 87－2）。

RADIOMETER AQT90 FLEX

| AQT90 FLEX | AQT90 FLEX | | 22:40 | 2018-5-6 |
| 患者报告 | | | 样本编号 | 2309 |

识别编号		
患者ID	18	
检索号		
患者姓		
患者名		
年龄	49 年	

	TnI	<0.010	ng/mL	[	- 0.023
⬍	Myo	>900	ng/mL	[	23 - 112
↑	CKMB	156	ng/mL	[	2.0 - 7.2
↓	NT-proBNP	243	pg/mL	[	300 - 450
↑	D-dimer	25.4	mg/L	[	0.080 - 0.500

备注	
↑	高于参考范围的值
↓	低于参考范围的值
⬍	高于可报告范围的值

图 87－2

考虑 ACS，入院常规药物负荷后行冠状动脉造影检查，发现心率缓慢，置入临时起搏器。造影见左冠状动脉血管正常无病变，右冠状动脉近中段局限性狭窄（图 87－3）。

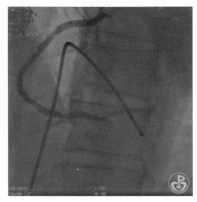

图 87-3

值班手术医师考虑右冠状动脉近段病变可能为冠状动脉罪犯血管，决定干预。JR 4.0 指引导管到位，导丝通过，植入 4.0×23mm 支架，手术短时间内轻松完成（图 87-4、图 87-5）。

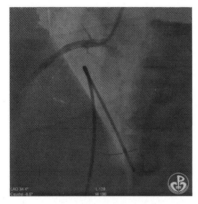
图 87-4

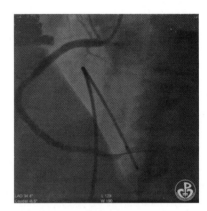
图 87-5

术者感觉冠状动脉病变与病情不符，最后做主动脉造影检查，发现主动脉夹层（图 87-6）！

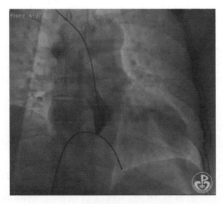

图 87-6

下台后完善急诊主动脉 CTA 检查，证实是主动脉夹层（图 87-7、图 87-8）。

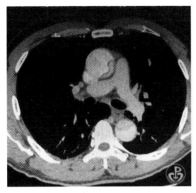
图 87 - 7

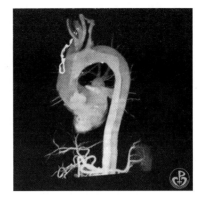
图 87 - 8

海昌教授点评，下列迹象提示主动脉夹层：

1　考虑心肌梗死的胸痛患者伴有神经系统障碍表现。

2　心电图下壁导联轻度抬高，心肌损伤标志物轻度异常，与胸痛症状不符。

3　冠状动脉造影检查见右冠状动脉近段轻度病变，血流3级，与胸痛症状不符。

4　主动脉内造影可见主动脉瓣反流，窦底形状改变，内膜片扇动，主动脉变窄，血流速度快，导管随夹层内膜片摆动而左右大幅度晃动，呈"死亡芭蕾"样跳动，外侧假腔在真腔显影之后有造影剂进入，主动脉形成真、假两腔，此时导管在真腔内。

5　主动脉CTA检查明确诊断。

　　扫描二维码观看原始病例视频(图87-9)。

图 87 - 9

病例 88

胸痛患者入院后造影检查发现左主干开口严重狭窄(图 88 - 1)。

6F JL 3.5 经桡动脉进入左窦,悬在左主干开口外,BMW 导丝漂入冠状动脉。2.5×15mm 球囊预扩张,随后 2.5×10mm 切割球囊扩张。植入 4.0×13mm 药物支架,行 4.5×12mm 非顺应性球囊后扩张(图 88 - 2、图 88 - 3)。IVUS 证实支架贴壁良好。

术后用阿司匹林＋替格瑞洛抗血小板治疗,低分子肝素抗凝,替罗非班静脉泵入。

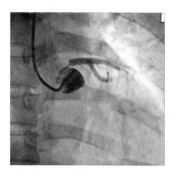 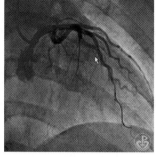 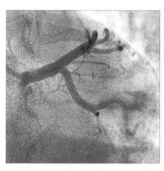

图 88 - 1　　　　　　　　图 88 - 2　　　　　　　　图 88 - 3

海昌教授点评,下列迹象提示主动脉夹层:

1　孤立性左主干开口狭窄。

2　导管漂到左窦进行造影看到窦底造影剂的晃动,类似于窦底形状改变,但不是明确的内膜片漂动的影像。

3　此类患者还需要排除主动脉夹层。注意梅毒性冠状动脉狭窄也可以导致类似的病变。

扫描二维码观看原始病例视频(图 88 - 4)。

图 88 - 4

病例 89

患者男性，64 岁，主诉持续胸痛 2 小时。有慢性阻塞性肺病史。

入院查体：血压 85/54mmHg，心率 70 次/分，双肺呼吸音清，双肺未闻及干、湿啰音，心律齐，心率 70 次/分，无杂音。D-二聚体 97.68μg/ml；肝肾功能、血脂、C 反应蛋白正常。入院心电图提示下壁导联 ST 段抬高。

入院后急诊行冠状动脉造影检查：左冠状动脉正常无狭窄，左冠状动脉造影检查时可见导管大幅度摆动（图 89-1、图 89-2）。

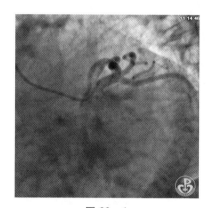 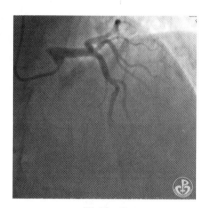

图 89-1　　　　　　　　　　　　　　　图 89-2

右冠状动脉开口严重狭窄，管腔细小（图 89-3）。造影检查时见导管左右大幅度摆动，主动脉瓣反流。

怀疑主动脉夹层，停止手术，行主动脉 CTA 检查，可见主动脉内真、假腔结构，证实为主动脉夹层（图 89-4）。

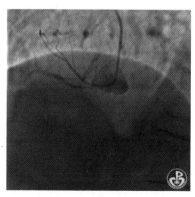 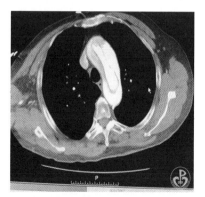

图 89-3　　　　　　　　　　　　　　　图 89-4

海昌教授点评，下列迹象提示主动脉夹层：

1 D-二聚体增高。

2 孤立性右冠状动脉开口严重狭窄。

3 导管呈"死亡芭蕾"样跳动。

4 主动脉瓣大量反流。

5 窦底形状改变。

6 主动脉CTA检查明确主动脉夹层诊断。

扫描二维码观看原始病例视频（图89-5）。

图89-5

病例 90

患者女性，50 岁，以突然胸痛 2 小时这主诉入院。

入院查心电图见下壁心肌梗死(图 90-1)。

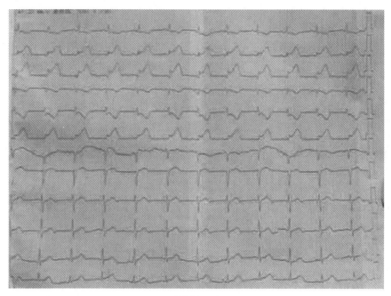

图 90-1

入院后行急诊冠状动脉造影检查，结果发现左冠状动脉光滑无狭窄(图 90-2、图 90-3)。

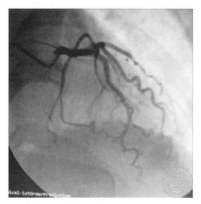

图 90-2

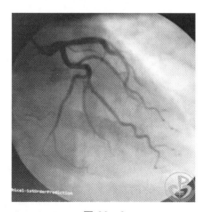

图 90-3

右冠状动脉近端严重病变，呈现弥漫性血肿压迫性改变(图 90-4、图 90-5 是同一视频的不同帧)。

因造影感觉病变怪异，怀疑主动脉夹层，直接下台行主动脉 CTA 检查，确诊为主动脉夹层(图 90 - 6 至图 90 - 9)。

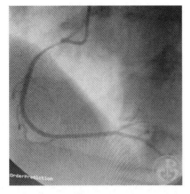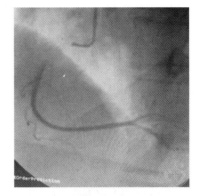

图 90 - 4　　　　　　　　　　图 90 - 5

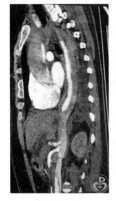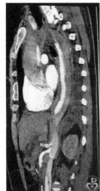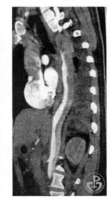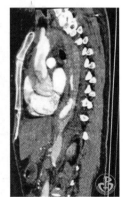

图 90 - 6　　　　图 90 - 7　　　　图 90 - 8　　　　图 90 - 9

海昌教授点评，下列迹象提示主动脉夹层：

1　左冠状动脉及右冠状动脉远端完全正常，孤立性右冠状动脉开口狭窄，呈压迫样改变。

2　右冠状动脉狭窄远端排空延迟，主动脉夹层导致右冠状动脉近端壁内血肿压迫，致使冠状动脉狭窄，用力造影时，因造影剂的冲击，使右冠状动脉近端的狭窄消失，当停止推注造影剂以后，右冠状动脉近端又受主动脉夹层的压迫导致狭窄加重。

3　因为血流 3 级故未进行处理，术后的 CTA 检查明确为主动脉夹层。

扫描二维码观看原始病例视频(图 90 - 10)。

图 90 - 10

病例 91

患者女性，46 岁。主诉持续胸痛 3 小时。

入院检查心电图提示下壁导联 ST 段抬高。心肌损伤标志物中肌酸激酶同工酶升高。查体：右侧桡动脉很弱，左侧桡动脉正常，两侧血压相差 20mmHg，各种迹象表明该患者主动脉夹层的可能性大，但 D-二聚体正常。这点不支持主动脉夹层的诊断，先在无肝素条件下做造影再看！

造影检查见左冠状动脉光滑，无狭窄（图 91-1）。

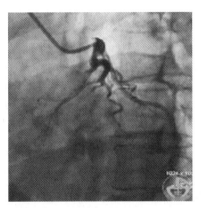

图 91-1

右冠状动脉开口严重狭窄，孤立性病变，造影导管在右冠状动脉开口嵌顿，压力降低（图 91-2、图 91-3）。

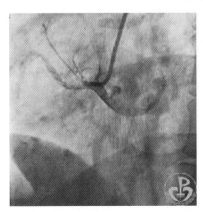 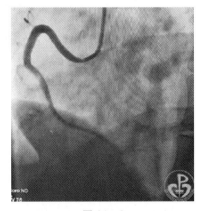

图 91-2　　　　　　　　　　　　**图 91-3**

导管在主动脉内造影，可见导管摆动，主动脉内有内膜片影，窦底形状改变（图91-4）。

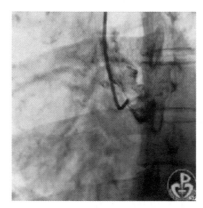

图 91 - 4

立即下台行主动脉 CTA 检查，提示 A 型夹层，血肿累及左、右冠状动脉开口，导致急性心肌梗死临床表现。

海昌教授点评，下列迹象提示主动脉夹层：

1　右侧桡动脉搏动很弱，左侧正常，双上肢血压差值大于 20mmHg。

2　孤立性右冠状动脉开口病变，左冠状动脉及右冠状动脉远端光滑无狭窄。

3　右冠状动脉造影检查时显示右窦形状改变。

4　主动脉造影时导管大幅度摆动，呈"死亡芭蕾"样跳动，窦底形状改变，可见隔膜影。

5　CTA 检查确诊主动脉夹层。

扫描二维码观看原始病例视频（图 91 - 5）。

图 91 - 5

病例 92

　　患者因胸痛入院。急诊行冠状动脉造影，见主动脉内有内膜片扇动。右冠状动脉导管在主动脉内造影可见窦底形状改变，导管呈"死亡芭蕾"样跳动，内膜片扇动(图 92 - 1)。左冠状动脉造影发现左主干闭塞。

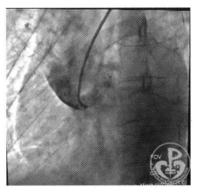

图 92 - 1

　　造影后决定开通闭塞的左主干，在开通左冠状动脉过程中造影导致夹层向回旋支延续，窦底可见造影剂滞留(图 92 - 2)。

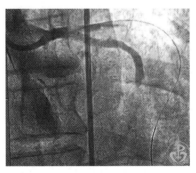

图 92 - 2

CTA 检查证实为主动脉夹层(图 92 - 3)。

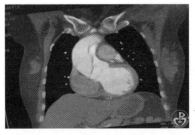

图 92 - 3

海昌教授点评，下列迹象提示主动脉夹层：

1 右冠状动脉导管在主动脉内造影可见窦底形状改变，导管左右摆动，并可见内膜片扇动，此时导管在假腔内。

2 开通左冠状动脉过程中指引导管在假腔，导丝虽然走到远端，但此时导丝也在假腔内，不可能恢复血流，大力量注射造影剂可以把假腔推向远段，造成血肿向远端扩展，第2幅视频是典型的血肿向远端扩展的图像，同时可见窦底形状改变，造影剂滞留。

3 主动脉CTA检查可明确主动脉夹层。

扫描二维码观看原始病例视频(图92-4)。

图92-4

病例 93

患者男性，68 岁。主诉晨起活动后持续胸闷 10 小时。

入院查体：血压 109/70mmHg，心率 65 次/分。谷草转氨酶 454.66U/L、肌酸激酶同工酶 236.43U/L、B 型钠尿肽前体 6500ng/L。

急诊心电图显示Ⅱ、Ⅲ、aVF 导联 ST 段抬高，$V_2 \sim V_5$ 导联 ST 段轻度压低，T 波呈双向改变，提示急性下壁心肌梗死（图 93-1）。

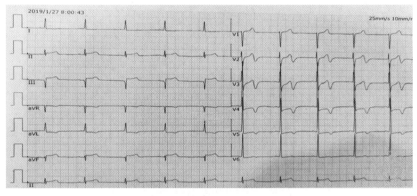

图 93-1

急诊经桡动脉入路，用多功能造影导管行冠状动脉造影发现左冠状动脉前降支近段严重狭窄。经造影导管在冠状动脉内推注替罗非班后，症状完全缓解（图 93-2、图 93-3）。

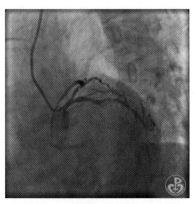 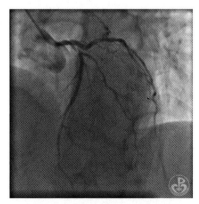

图 93-2   图 93-3

右冠状动脉血管近端轻度狭窄，内膜光滑无动脉粥样硬化斑块，后侧支远端闭塞（图 93-4、图 93-5）。

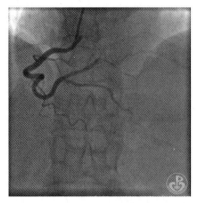
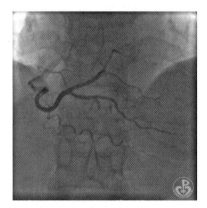

图 93 - 4　　　　　　　　　　　　　　图 93 - 5

所有血管均为 3 级血流。下台保守治疗，择期介入治疗。

替罗非班泵入 2 天，原计划 1 周后处理前降支，但第 3 天患者反复心绞痛发作，心电图提示前壁 ST - T 改变，给予硝酸甘油后缓解，故第 4 天上台，后侧支血流恢复正常(图 93 - 6)。

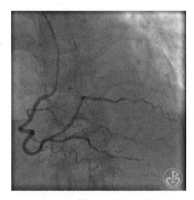

图 93 - 6

准备处理前降支病变：6F EBU 3.5 嵌顿，更换 6F JL 3.5 打侧孔，BMW 导丝送至血管远端，2.5×20mm 球囊到位后突发急性左心衰竭，边处理心力衰竭边扩张，扩张后血管弥漫性狭窄(图 93 - 7、图 93 - 8)，此时虽然有血流，但是患者很快心跳缓慢并停止，进行心肺复苏。

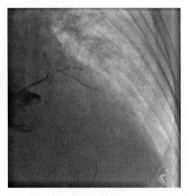
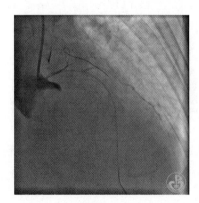

图 93 - 7　　　　　　　　　　　　　　图 93 - 8

患者很快发生心跳缓慢，直至停跳，抢救无效死亡(图 93-9)。

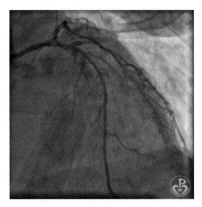

图 93-9

术者体会：

1. 指引导丝过前降支后患者出现急性左心衰竭症状。

2. 给予吸氧、利尿，导管悬于左冠状动脉口，导丝退出。

3. 赶紧再过导丝，2.5×20mm 于 12atm 下预扩张，冒烟有血流。

4. 心力衰竭无好转，心搏骤停，心肺复苏，抢救不成功。

5. 第 1 次急诊造影是否直接处理前降支或择期时上 IABP 更好？

海昌教授点评，下列迹象提示主动脉夹层：

1　冠状动脉造影检查示除右冠状动脉近端轻度狭窄、右冠状动脉远端闭塞、前降支近端严重狭窄外，其他血管完全正常，内膜光滑没有动脉粥样硬化斑块。

2　造影时右冠状动脉远端闭塞，有造影剂滞留，4 天后血管再通，影像特点为血肿压迫样改变。

3　行左冠状动脉 PCI，导丝进入后血管弥漫狭窄，血肿压迫或广泛痉挛样改变。

4　行左冠状动脉 PCI 时可见窦底内膜片像蝴蝶翅膀一样扇动，窦底形状改变。

扫描二维码观看原始病例视频(图 93-10)。

图 93-10

病例 94

几天前突然接到县医院电话，说是急诊收入一名急性前壁心肌梗死患者，要求紧急前往帮助行急诊 PCI，40 分钟（30km）赶到。术前心电图检查 ST 段无定位意义（图 94 - 1）！

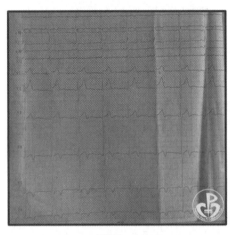

图 94 - 1

急诊冠状动脉造影发现左、右冠状动脉都找不到（图 94 - 2、图 94 - 3）！

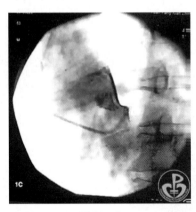 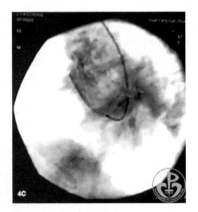

图 94 - 2   图 94 - 3

造影时主动脉腔内压力为 160/80mmHg，而术前无创血压为 100/60mmHg，患者术前胸、背不适。因而怀疑主动脉夹层！但该县医院不能做 CTA 检查，只能将患者紧急拉回我院。CTA 检查提示主动脉夹层（图 94 - 4 至图 94 - 6）！

及时查清病因，充分告知患者危险性，并联系心脏外科，行开胸手术治疗。后因无名动脉及左颈总动脉受累出现脑缺血意识障碍，外科手术及后续治疗费用也难以承受，家属放弃外科手术。

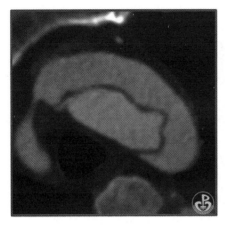 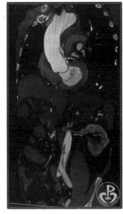 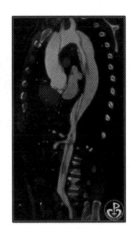

图 94－4 图 94－5 图 94－6

海昌教授点评，下列迹象提示主动脉夹层：

1　胸、背部不适，有后背疼痛表现，心电图没有典型的 ST 段抬高。

2　急诊造影左、右冠状动脉都找不到，但患者还活着，只能是主动脉夹层，导管在假腔内才能解释。

3　主动脉内造影时可见导管呈"死亡芭蕾"样跳动，窦底形状改变，主动脉瓣大量反流。

4　病情进展过程中夹层累及颈总动脉，出现神经系统障碍表现。

扫描二维码观看原始病例视频（图 94－7）。

图 94－7

病例 95

患者女性，79 岁。因突发胸痛 1 小时入院，为胸骨后撕裂样疼痛，持续不能缓解伴大汗，诉四肢厥冷感。查体：心率 56 次/分，血压 104/53mmHg，左侧桡动脉搏动减弱。有高血压病史，坚持治疗。未见心电图检查结果。

因情况紧急，不能排除 ACS，即行急诊冠状动脉造影检查：用 JL、JR 造影导管均无法完成冠状动脉造影，且操作造影导管时发现主动脉内径明显增宽，故更换猪尾导管于主动脉根部造影。图 95-1 显示主动脉内密度不同的真、假两个腔显影，且高密度区域范围被来回挤压。

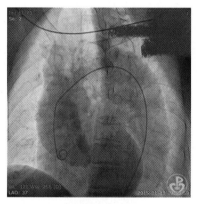

图 95-1

高压注射枪造影显示（图 95-2）：①升主动脉增宽；②纵形内膜片，横向摆动；③显影剂纵行方向分成两个区域（真、假腔）；④假腔扩大，其中显影剂来回往复，不能正常扩散；⑤假腔内显影剂流动缓慢。

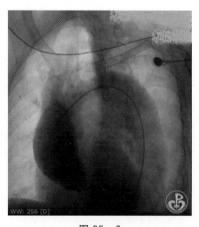

图 95-2

结果发现主动脉夹层，立即转外院手术治疗。

海昌教授点评，下列迹象提示主动脉夹层：

1 术前查体发现主动脉夹层的迹象是左侧桡动脉搏动减弱，如果比较双上肢血压，可能会有提示。

2 冠状动脉造影检查示左、右冠状动脉都找不到，不可能左、右冠状动脉都闭塞而患者还活着，此时导管在假腔内。

3 主动脉造影可见主动脉增宽，窦底形状改变，主动脉内形成真、假两腔，可见内膜片左右摆动，主动脉内血流缓慢，此时导管在假腔内。

扫描二维码观看原始病例视频(图95-3)。

图95-3

病例 96

患者男性，63岁，因发作性晕厥2小时余入院。高血压病史5年，血压最高时收缩压180mmHg，未服用降压药。入院查体：脉率75次/分，血压118/79mmHg，主动脉瓣区可闻及2/6～3/6级舒张期隆隆样杂音，向心前区传导。入院心电图未见明显异常（图96-1）。

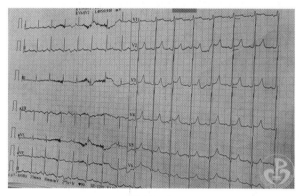

图 96-1

心脏超声检查可见主动脉瓣大量反流（图96-2）。化验检查肌酸激酶同工酶升高（图96-3）。

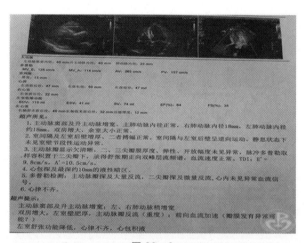

图 96-2

	血清肌酸激酶-MB同工酶质量	CK-MB	7.8 ↑	0～5.0	ng/ml
1	血清肌钙蛋白T	cTnI	0.2	0～0.3	ng/ml
2	血清肌红蛋白	Myo	46	0～58	ng/ml
3	血浆D-二聚体（D-Dimer）	D-Dimer	0.20	0～0.50	mg/L FEU

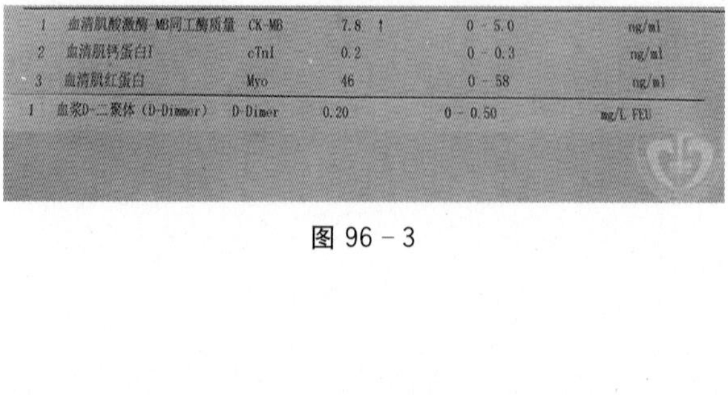

图 96-3

入院后治疗：头孢曲松钠 2g，静脉滴注，每日 1 次，抗感染；法莫替丁 20mg，静脉滴注，每日 1 次，抑酸、护胃；甲氧氯普胺 10mg，肌内注射，立即，止吐；双氯芬酸钠栓外用止痛；盐酸氨溴索口服液及乙酰半胱氨酸颗粒化痰等对症治疗。经过以上对症处理后患者胸痛、恶心症状稍缓解，仍有胸闷、气短，稍活动后感心累、心悸、出汗，痰不易咳出。

入院 4 小时后复查心肌损伤标志物及心电图变化不明显(图 96 - 4、图 96 - 5)。

序号	项目名称	项目简称	结果	参考范围	单位
1	天门冬氨酸氨基转移酶	AST	98 ↑	0 - 37	U/L
2	乳酸脱氢酶	LDH	598	313 - 618	U/L
3	肌酸激酶	CK	89	30 - 170	U/L
4	肌酸激酶-MB同工酶活性	CK-MB	30.90 ↑	0 - 16	U/L

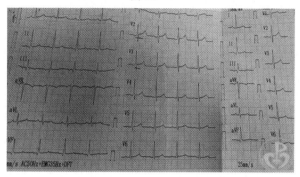

图 96 - 4

图 96 - 5

入院后患者再次出现胸骨后疼痛，不能忍受、伴心悸、气促、全身大汗。心电图变化不明显(图 96 - 6)。

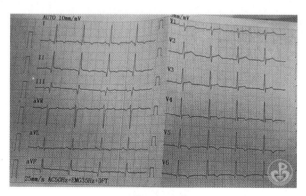

图 96 - 6

立即含化硝酸甘油 0.5mg(观察 10 分钟无效)；给予双联抗血小板、低分子肝素抗凝、强化他汀、硝酸甘油泵入扩血管、酒石酸美托洛尔片 12.5mg(口服)、双氯芬酸钠栓 50mg 塞肛，立即。经过上述对症治疗后患者症状很快缓解，各项生命体征平稳。考虑心绞痛发作，最后进行冠状动脉造影检查，未见明显的冠状动脉血管狭窄(图 96 - 7 至图 96 - 10)。

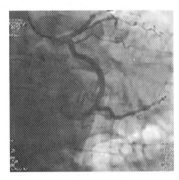

图 96 - 7

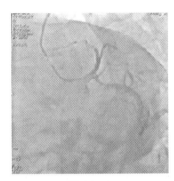

图 96 - 8

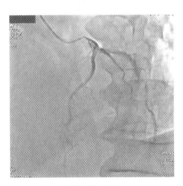

图 96 - 9

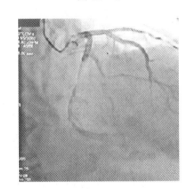

图 96 - 10

治疗及病情变化：针对患者的症状给予抗炎、化痰、平喘、抗过敏等对症治疗，一周后患者胸闷、气短、胸痛症状明显改善，出院随访。

海昌教授点评，下列迹象提示主动脉夹层：

1　本病例没有明确的主动脉夹层证据，属于高度怀疑主动脉夹层。

2　以神经系统障碍为首发表现，查体主动脉瓣听诊区可闻及杂音。

3　心电图未见明显异常；心脏超声可见主动脉瓣大量反流；D-二聚体升高。

4　冠状动脉造影检查未见血管病变，可见心包积液表现：冠状动脉扭动（心脏在心包积液内随心跳摆动）；心包外缘不动；心肌外缘呈透亮带；心肌外缘的透亮带与心包外缘之间有一定距离。

扫描二维码观看原始病例视频（图 96 - 11）。

图 96 - 11

病例 97

患者男性，56岁。主诉心前区闷痛 2 小时，无背痛及腹痛，大汗淋漓。有高血压病史。吸烟多年。体型肥胖。肌钙蛋白阴性。心电图见图 97-1。

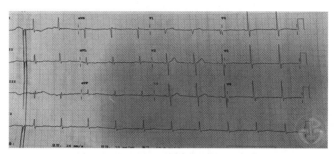

图 97-1

来院时测血压 200/110mmHg，双侧对称。急诊查胸部 CT 平扫，主动脉增宽，没有发现明显主动脉夹层（图 97-2、图 97-3）。

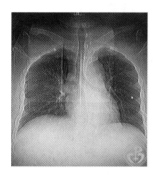

图 97-2

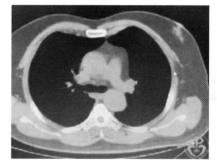

图 97-3

感觉不像夹层，患者胸痛难忍，打 1 支吗啡稍有好转，先不给负荷量的双抗，上台造影查看，冠状动脉有血管扩张，血流缓慢，但管壁光滑无狭窄（图 97-4、图 97-5）。

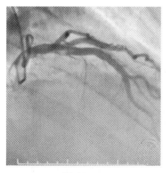

图 97-4

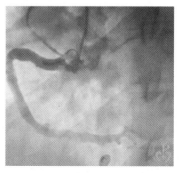

图 97-5

　　排除 ACS,主动脉根部造影发现主动脉夹层(图 97 - 6,视频可见导管摆动,主动脉被内膜片分隔成真、假两腔)。

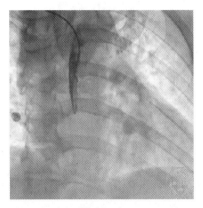

图 97 - 6

　　赶紧下台做主动脉 CTA 检查,明确主动脉夹层(图 97 - 7)。

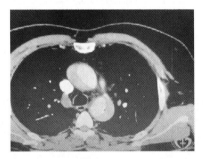

图 97 - 7

海昌教授点评,下列迹象提示主动脉夹层:

1　胸痛患者肌钙蛋白阴性,心电图无明显变化,心肌梗死诊断不典型。

2　胸部 CT 发现主动脉增宽。

3　冠状动脉血管正常。

4　主动脉内造影可见导管随夹层内膜片左右摆动,呈"死亡芭蕾"样跳动,此时导管在真腔内。

5　主动脉 CTA 检查可明确主动脉夹层。

　　扫描二维码观看原始病例视频(图 97 - 8)。

图 97 - 8

病例 98

患者男性，43 岁，突发心前区疼痛 6 小时入院。入院查体：脉率 70 次/分，血压 115/75mmHg。当地医院行心电图提示大致正常（图 98-1），心肌损伤标志物阳性（图 98-2）。

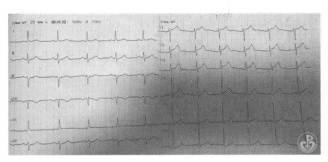

图 98-1

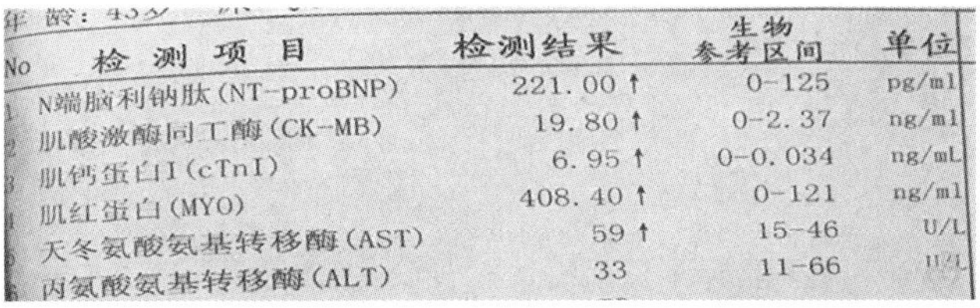

No	检测项目	检测结果	生物参考区间	单位
	N端脑利钠肽（NT-proBNP）	221.00 ↑	0-125	pg/ml
	肌酸激酶同工酶（CK-MB）	19.80 ↑	0-2.37	ng/ml
	肌钙蛋白I（cTnI）	6.95 ↑	0-0.034	ng/mL
	肌红蛋白（MYO）	408.40 ↑	0-121	ng/ml
	天冬氨酸氨基转移酶（AST）	59 ↑	15-46	U/L
	丙氨酸氨基转移酶（ALT）	33	11-66	U/L

图 98-2

其他实验室检查：血常规白细胞计数 17.61×10⁹/L，中性粒细胞比率 83.2%；D-二聚体 8.98μg/mL；肝功、肾功、电解质均正常。

急诊上台行冠状动脉造影检查，感觉找不到冠状动脉，用造影管在升主动脉造影发现导管在假腔，呈"死亡芭蕾"样跳动（图 98-3、图 98-4 是同一视频的不同帧）。

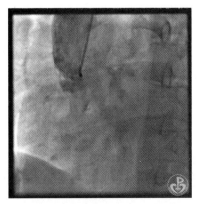

图 98-3

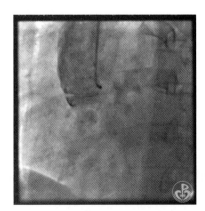

图 98-4

海昌教授点评，下列迹象提示主动脉夹层：

1　胸痛患者心电图无异常表现，心肌损伤标志物轻度升高。

2　D-二聚体升高。

3　冠状动脉造影检查找不到冠状动脉，此时造影管在假腔内。

4　导管在主动脉内造影发现主动脉增宽，窦底形状改变，可见透亮的内膜片结构，导管贴靠一侧主动脉壁为撕开的主动脉内膜片，内膜片随心跳左右摆动。此时导管在假腔内。

扫描二维码观看原始病例视频（图 98-5）。

图 98-5

病例 99

患者男性，69 岁，胸痛 3 小时入院。有高血压病史 7 年，曾患脑出血。入院查体：双肺呼吸音清，双肺未闻及干、湿啰音。血压 123/67mmHg，心率 90 次/分，心律齐，无杂音。心电图提示窦性心律、急性前壁心肌梗死（图 99-1）。

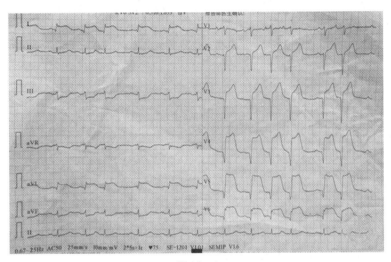

图 99-1

急诊造影：右冠状动脉、回旋支正常，无斑块，前降支近端次全闭塞，血流减慢（图 99-2）。

准备处理前降支病变，前降支、对角支分别放入导丝，球囊预扩张后局部仍有严重狭窄，血流恢复不理想。此时可见窦底形状改变，漂动的内膜片扇动（图 99-3）。

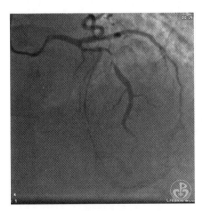

图 99-2

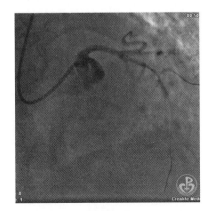

图 99-3

在前降支局部植入 3.5mm 支架，支架释放后支架近端发白，左主干变细呈受压状态。撤出导丝，给予硝酸甘油后恢复 3 级血流，前降支根部有狭窄，但不影响血流。

最终造影可见导管在主动脉内呈"死亡芭蕾"样跳动(图 99 - 4、图 99 - 5)。

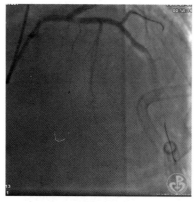
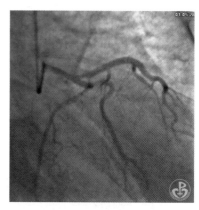

图 99 - 4　　　　　　　　　　　　　　图 99 - 5

术后复查心脏超声提示升主动脉、腹主动脉可见条索状强回声带。考虑主动脉夹层。

患者术后持续血压低,出现胸闷、气喘;第 2 天突发意识丧失,心电监护提示室性心动过速,行电复律;第 3 天血氧饱和度低,转 ICU 行无创呼吸机辅助呼吸;第 5 天行气管插管辅助呼吸。最终家属放弃抢救。

海昌教授点评,下列迹象提示主动脉夹层:

1 如果对主动脉夹层造影图像不熟悉,没有心脏超声检查很容易认为这是一个普通的急性心肌梗死不断进展的病例。

2 冠状动脉造影检查时可见主动脉窦底造影剂滞留。

3 右冠状动脉造影检查时,导管大幅度摆动,呈"死亡芭蕾"样跳动。

4 球囊预扩张后一幅造影图像可见主动脉瓣大量反流,窦底形状改变,内膜片漂动。

5 支架植入后最终造影可见导管呈"死亡芭蕾"样跳动。

6 从本病例可见主动脉夹层可以导致单独的前降支近段的血肿压迫样狭窄。

扫描二维码观看原始病例视频(图 99 - 6)。

图 99 - 6

病例 100

患者以急性心肌梗死诊断入院。入院心电图提示前壁心肌梗死(图 100 - 1)。

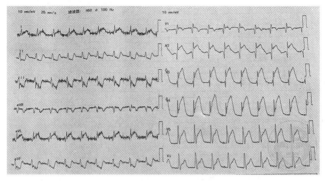

图 100 - 1

右冠状动脉只造影 1 个体位，造影剂推注力量很小，血管正常；左冠状动脉回旋支血管正常，前降支近段完全闭塞(图 100 - 2、图 100 - 3)。

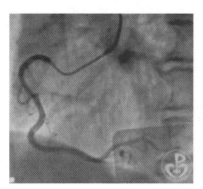
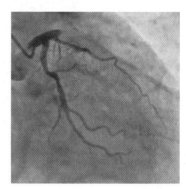

图 100 - 2　　　　　　　　　　图 100 - 3

急诊开通前降支，植入 3.5×24mm 支架，支架释放时造影见支架近段位于前降支开口(图 100 - 4)。

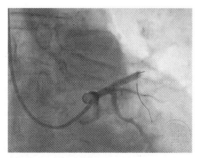

图 100 - 4

冠状动脉内注射 2 次硝普钠后，3.5×12mm 高压球囊后扩张，扩张后再次注射硝普钠，最后造影支架膨胀贴壁正常，恢复 3 级血流(图 100 - 5、图 100 - 6)。

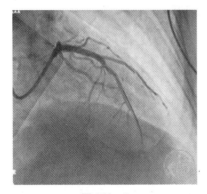 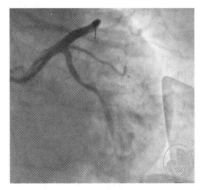

图 100 - 5　　　　　　　　　　　　　　　图 100 - 6

术后 4 小时死亡！D-二聚体正常，术前胸部平扫正常，没有心包积液。

海昌教授点评，下列迹象提示主动脉夹层：

1　本病例是一急性前壁心肌梗死、急诊 PCI 后猝死的病例。

2　患者死因不明，没有见到直接证据证明是主动脉夹层。

3　右冠状动脉造影检查时没有造影剂反流，不排除右冠状动脉开口病变。如果合并了右冠状动脉开口局限性狭窄，主动脉夹层可能性就比较大。

4　讨论时专家都给出了自己的意见，并进行了投票，投票题目见"答案提示"：

　　您认为患者支架术后死亡的最可能原因是_____。（可多选）

　　1　支架内血栓

　　2　心脏破裂

　　3　心律失常

　　4　心力衰竭

　　5　右冠状动脉开口损伤

　　6　原发病是主动脉夹层

　　7　冠状动脉破裂

　　8　不知道

扫描二维码观看原始病例视频(图 100 - 7)。

图 100 - 7

病例 101

患者男性，27 岁，因胸闷、大汗 1 小时急诊就诊（09：50），两侧上肢血压为 85/47mmHg。

第 1 份心电图（09：57）见图 101-1。

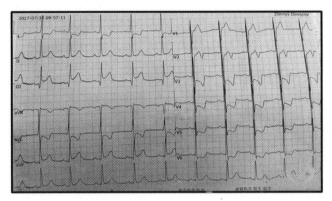

图 101-1

第 2 份心电图（10：19）见下壁导联 ST 段抬高（图 101-2）。

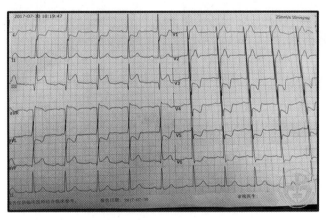

图 101-2

监护过程中间断出现三度房室传导阻滞，意识不清，考虑急性下壁心肌梗死，急诊上台行冠状动脉造影检查：经股动脉入路，导丝窦底成袢直径很小，导管找不到冠状动脉开口，轻轻冒烟似可见右冠状动脉闭塞，导管在主动脉内大幅度摆动，可见主动脉瓣反流（图 101-3）。

术者对冠状动脉造影结果有疑惑，换猪尾导管，主动脉造影发现主动脉夹层（图 101-4）。

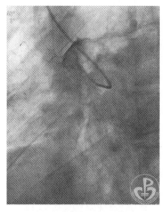 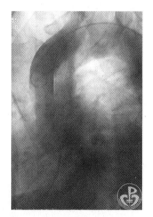

图 101-3   图 101-4

马上进行 CTA 检查，确诊为 A 型主动脉夹层(图 101-5、图 101-6)。

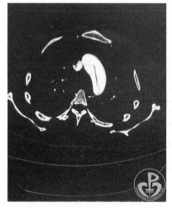 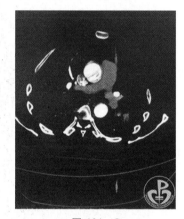

图 101-5   图 101-6

　　幸运的是，我院可以行一站式 A 型主动脉夹层。急诊行外科开胸手术，麻醉时心搏骤停 1 次，按压除颤后恢复。图 101-7 是主动脉根部夹层瘤结构，已经撕到右冠状动脉，处理主动脉夹层同时右冠状动脉必须搭桥。夹层累及窦部，冠状动脉口受累，必须外科治疗。

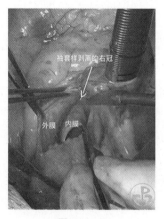

图 101-7

患者14：00进手术室，体外循环30分钟内建立，18：00手术主要步骤完成。术中见主动脉根部瘤，直径大概5cm，夹层破口在窦管交界上1cm左右，全周撕裂，所以近端压力比较大，夹层撕向右冠状动脉，压迫右冠状动脉近段导致右冠状动脉闭塞，所以表现很像右冠状动脉心肌梗死(图101-8)。

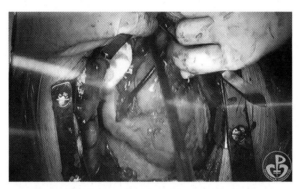

图 101-8

海昌教授点评，下列迹象提示主动脉夹层：

1　年轻男性患者27岁，下壁心肌梗死伴有意识不清的神经系统障碍表现。

2　经股动脉入路，导管找不到冠状动脉，在主动脉内大幅度摆动，呈"死亡芭蕾"样跳动。

3　右冠状动脉开口闭塞，主动脉内形状改变，可见主动脉瓣反流，此时导管在假腔内。

4　猪尾导管在主动脉造影见到主动脉分成真、假两腔，真、假腔之间透亮带为夹层内膜片结构，冠状动脉没有显影，此时导管在假腔内。

5　CTA检查明确诊断。

6　开胸图片解释了主动脉夹层合并右冠状动脉闭塞致急性下壁心肌梗死的解剖基础。

扫描二维码观看原始病例视频(图101-9)。

图 101-9

病例 102

　　患者男性，53 岁，因突发剑突下痛半小时入院。有高血压、糖尿病病史。1 年前因不稳定型心绞痛于前降支植入支架 1 枚。入院查体：血压 144/81mmHg，中上腹压痛。心肌损伤标志物：肌红蛋白 63mg/L、肌钙蛋白＜0.010mg/L、肌酸激酶同工酶＜2.0mg/L。

　　入院心电图见图 102－1。

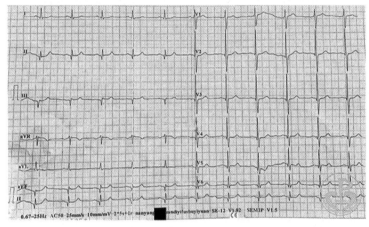

图 102－1

　　根据症状和病史，仍考虑 ACS，心电图变化不明显及心肌损伤标志物阴性与发病时间短有关，于是急诊行冠状动脉造影检查。

　　左冠状动脉主干、前降支近端支架大致正常，回旋支未见明显狭窄（图 102－2、图 102－3）。

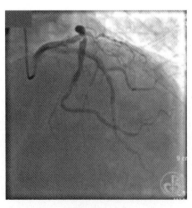
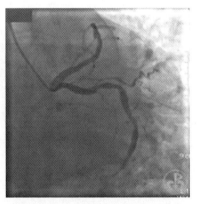

图 102－2　　　　　　　　　　　　　　图 102－3

　　右冠状动脉全程呈痉挛样改变，近端有严重狭窄（图 102－4、图 102－5）。

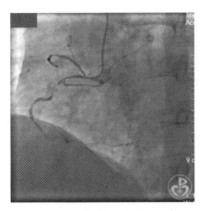

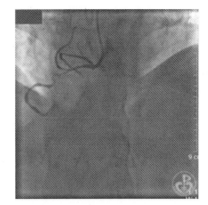

图 102 - 4   图 102 - 5

在最狭窄处扩张后植入 1 枚支架(图 102 - 6、图 102 - 7)。

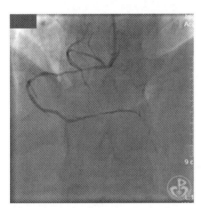

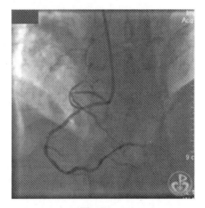

图 102 - 6   图 102 - 7

术后用 JR 指引导管在主动脉内行非选择性造影：纵隔增宽；造影剂随血流很快消散，主动脉左侧边缘与纵隔边缘距离很大，此处是夹层假腔(没识别主动脉夹层)(图 102 - 8)。

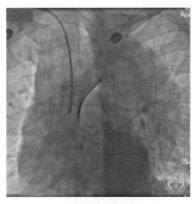

图 102 - 8

术后患者剑突下疼痛仍无缓解，出现腹胀，给予吗啡 6mg 静脉推注后效果不佳，消化科会诊后转入消化科进一步治疗。转科后出现恶心、呕吐大量胃内容物后腹痛较前明显缓解，给予禁食、胃肠减压、抑酸、抗感染等对症处理。化验：脂肪酶60U/L、淀粉酶57U/L；D-二聚体＞5mg/L；白细胞计数19.68×10⁹/L、中性粒细胞计数17.82×10⁹/L。

此时患者诊断仍不明确，不排除肠系膜上动脉栓塞，遂行256排CTA检查，结果出人意料，发现为主动脉夹层(图102-9)！

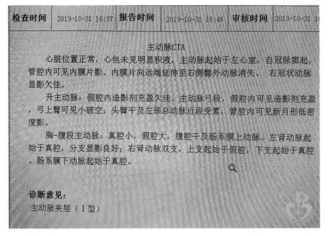

图102-9

> **海昌教授点评，下列迹象提示主动脉夹层：**
>
> 1. 心肌梗死诊断不典型：疼痛部位为腹痛并有中上腹压痛，心电图没有典型ST段抬高改变，心肌损伤标志物不高。
> 2. 冠状动脉造影检查示左冠状动脉大致正常，右冠状动脉弥漫性痉挛或血肿压迫样改变。
> 3. 右冠状动脉处理过程中造影可见主动脉瓣大量反流，支架植入后血流恢复3级，但症状不缓解。
> 4. JR导管主动脉造影可见主动脉增宽，造影剂显影部分的主动脉管腔明显变窄，而纵隔外缘(主动脉范围)明显大于显影的主动脉管腔，此时导管在夹层真腔内(术中没有认出主动脉夹层)。
> 5. 术后测D-二聚体增高。
> 6. 主动脉CTA检查明确诊断。

扫描二维码观看原始病例视频(图102-10)。

图102-10

病例 103

急诊患者心电图显示下壁心肌梗死、三度房室传导阻滞。因患者用了镇静药，无法问清楚患者的症状。急诊造影，术中找不到右冠状动脉，做主动脉造影显示为主动脉夹层（图 103 - 1）。

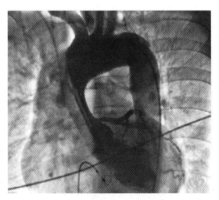

图 103 - 1

海昌教授点评，下列迹象提示主动脉夹层：

1 急性心肌梗死伴有神经系统障碍表现。

2 冠状动脉造影检查找不到右冠状动脉。

3 主动脉非选择性造影明确诊断，可见主动脉内膜在管腔内摆动，猪尾导管穿行于主动脉夹层真、假腔之间，导管头端位于真腔内，可见大量主动脉瓣反流，此时真腔被假腔挤压得很细。

扫描二维码观看原始病例视频（图 103 - 2）。

图 103 - 2

病例 104

患者男性，29 岁，胸痛 3 小时到当地医院就诊。

入院后急诊行冠状动脉造影检查，造影显示右冠状动脉、回旋支血管光滑无狭窄，前降支完全闭塞（图 104-1 至图 104-3）。

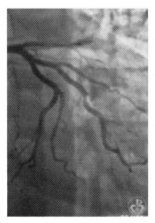 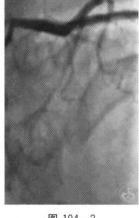 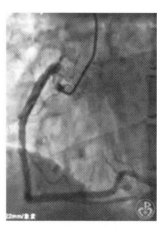

图 104-1   图 104-2   图 104-3

准备开通前降支，经桡动脉入路，导管到位，导丝顺利通过前降支闭塞段，到达血管远端，用普通球囊进行扩张（图 104-4）。

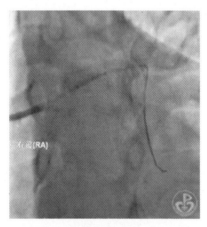

图 104-4

球囊扩张后前降支仍未显影，无血流。在球囊回撤过程中推送造影剂，可见少量造影剂向前流动，远端血管轮廓大致正常。撤出球囊后再次造影，前降支仍无血流（图 104-5、图 104-6）。

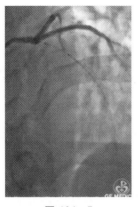
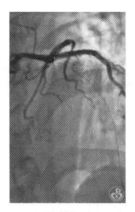

图 104 - 5　　　　　　　　　　图 104 - 6

　　冠状动脉内注射替罗非班、尿激酶原，抽吸，怀疑导丝在夹层而不在真腔，重新送入导丝！能想的办法都尝试了，就是没有血流！最后当地医院没有进一步处理就这样下台了(图 104 - 7)。

　　患者后来转到我院，24 小时内还有胸痛，直接再上台先行右冠状动脉造影查看有无侧支循环：右冠状动脉正常血管，没有向左冠状动脉的侧支循环(图 104 - 8)。

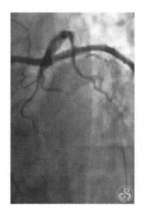
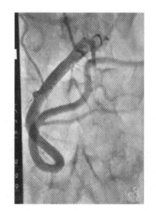

图 104 - 7　　　　　　　　　　图 104 - 8

　　左冠状动脉造影检查：前降支再通，已经有血流通过。从足位看好像有血栓，先抽血栓，效果不明显。IVUS 证实是血肿压迫导致严重狭窄(图 104 - 9 至图 104 - 11)。

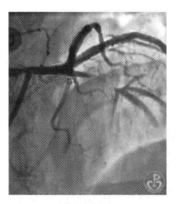
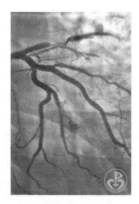
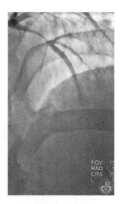

图 104 - 9　　　　　　图 104 - 10　　　　　　图 104 - 11

3.0×10mm 切割球囊扩张后，血流恢复（图 104 - 12、图 104 - 13）。

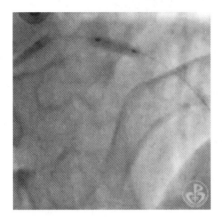

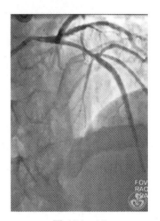

图 104 - 12　　　　　　　　　　　图 104 - 13

再次超声检查，血肿依然很大！放射技师提醒不敢下台。术者也忘问血肿的破口在哪里，然后再开始植入支架。第 1 枚支架后发现左缘支狭窄?! 换个体位查看左缘支还可以。接着植入前降支到左主干第 2 枚支架（图 104 - 14 至图 104 - 16）。

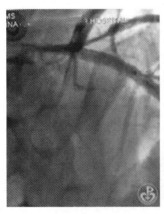
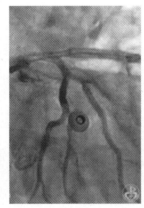
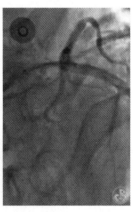

图 104 - 14　　　　　　　图 104 - 15　　　　　　　图 104 - 16

支架植入后造影，左缘支好像不太好。更换体位果然发现左缘支闭塞（图 104 - 17、图 104 - 18）。

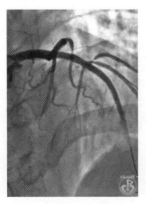
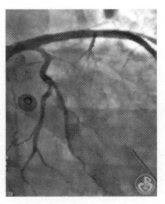

图 104 - 17　　　　　　　　　　　图 104 - 18

Rewire 回旋支导丝进入左缘支，用 2.0×20mm 的球囊扩张开回旋支开口及左缘支。撤出球囊后血流未恢复（图 104-19、图 104-20）。

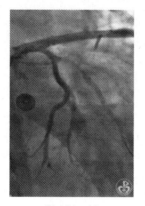
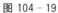
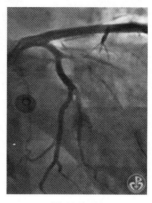

图 104-19　　　　　　　　　　　图 104-20

用 3.0mm 的切割球囊把回旋支开口切割一下，再送切割球囊就送不动了。此时，患者血压有点低，开始烦躁，然后整个系统都"飞"了！导引导管重新到位，导丝到位（图 104-21、图 104-22）。

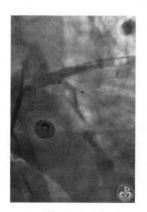
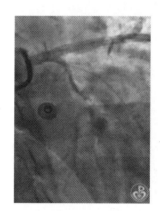

图 104-21　　　　　　　　　　　图 104-22

用 2.5×6mm 的切割球囊扩张后血流恢复（图 104-23、图 104-24）。

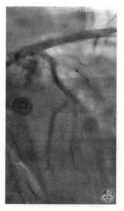
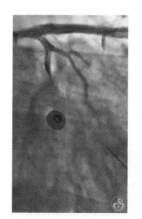

图 104-23　　　　　　　　　　　图 104-24

随后完成前降支到左主干内支架的高压后扩张(图104-25、图104-26)。

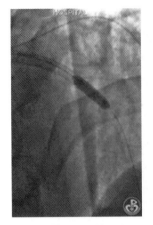

图104-25

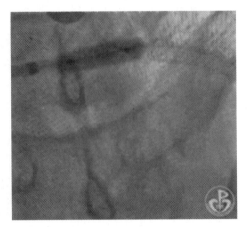

图104-26

后扩张后造影，支架膨胀良好，左缘支仍狭窄严重，局部可见明显夹层(图104-27、图104-28)。

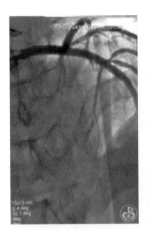

图104-27

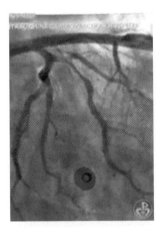

图104-28

最终决定在左缘支植入支架(图104-29、图104-30)。

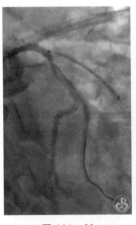

图104-29

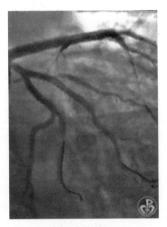

图104-30

最后造影证实支架植入后很好，IVUS证实支架膨胀良好（图104-31）。

手术结束时突然想起：血肿的破口在哪里？仔细看主动脉窦底，发现不对，下台行CTA检查，结果发现主动脉夹层！后窦的夹层累及左主干！还好没有心包积液（图104-32、图104-33）。

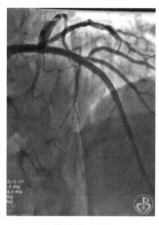 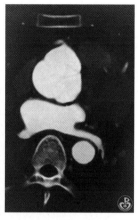 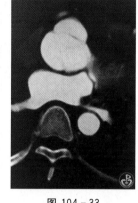

图104-31 图104-32 图104-33

海昌教授点评，下列迹象提示主动脉夹层：

1 患者在外院造影未发现明显的主动脉夹层迹象，前降支完全闭塞，导丝通过后使用了各种措施血流仍然未恢复，符合血肿压迫导致血管闭塞表现。

2 转院后复查造影发现前降支恢复部分血流，IVUS发现为壁内血肿，但没有看到夹层破口，有2种可能：自发性冠状动脉壁内血肿或主动脉夹层血肿累及冠状动脉。

3 处理过程中也符合血肿表现，切割球囊切割内膜后血肿内血液被放出来，狭窄减轻，支架后血肿被挤压向其他血管导致回旋支、左缘支狭窄。

4 现有视频没有看到主动脉内情况，需要注意有无导管的"死亡芭蕾"样跳动，有无主动脉瓣反流，有无窦底形状改变，有无主动脉增宽，有无主动脉内内膜片摆动。

5 最终CTA检查确定主动脉夹层诊断。

扫描二维码观看原始病例视频（图104-34）。

图104-34

病例 105

患者男性，40岁，胸痛5小时，心电图提示急性前壁心肌梗死。高血压病史3年。

急诊冠状动脉造影检查：左主干闭塞，左窦底平直；右冠状动脉开口闭塞，导管呈"死亡芭蕾"样大幅度跳动（图105-1、图105-2）。

回撤造影导管，主动脉内推注造影剂，窦底形状异常（图105-3）。

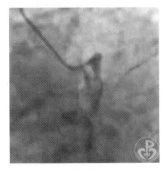 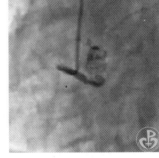 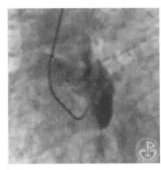

图105-1　　　　　　图105-2　　　　　　图105-3

海昌教授点评，下列迹象提示主动脉夹层：

1　造影见左、右冠状动脉都闭塞，患者还活着，只能说明导管在主动脉夹层假腔内，没有找到真正的冠状动脉开口。

2　第1幅视频为左冠状动脉造影，见左主干闭塞，呈夹层盲腔样，窦底平直。

3　第2幅视频为右冠状动脉造影，右冠状动脉也是开口闭塞，闭塞段呈夹层盲腔样改变，可见窦底平直，导管呈"死亡芭蕾"样跳动。

4　第3幅视频是导管离开冠状动脉开口在主动脉内冒烟，可见主动脉增宽，窦底形状改变，造影剂流动缓慢，主动脉内膜片快速摆动。

扫描二维码观看原始病例视频（图105-4）。

图105-4

病例 106

患者男性，46 岁，突发胸痛、胸闷 4 小时入院。高血压病病史 2 年，血压最高达 180/100mmHg，间断口服降压药治疗（具体不详），未监测血压。

入院查体：脉率 68 次/分，血压 140/90mmHg。实验室检查：肌酸激酶同工酶 15.7ng/ml，肌红蛋白＞500ng/ml，肌钙蛋白 I 0.8ng/ml，DDIM 3280ng/ml，白细胞计数 14.61×10⁹/L，中性粒细胞比率 85.7%，D-二聚体 8.98μg/ml。

当地医院行心电图提示 ST-T 异常（图 106-1）。

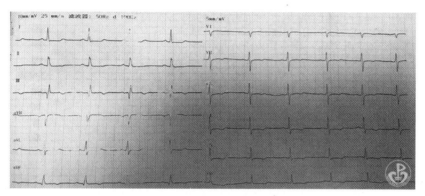

图 106-1

急诊行冠状动脉造影检查，找不到冠状动脉，窦底形状有改变，导管呈"死亡芭蕾"样跳动，可见内膜片摆动（图 106-2、图 106-3）。

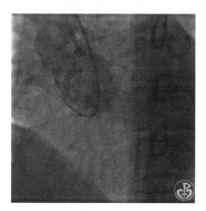

图 106-2

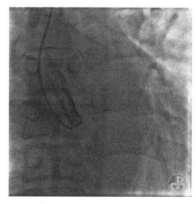

图 106-3

海昌教授点评，下列迹象提示主动脉夹层：

1 胸痛患者心电图无异常表现，心肌损伤标志物阳性。

2 D-二聚体升高。

3 急诊造影找不到冠状动脉开口，此时并非左、右冠状动脉都闭塞。患者还活着，说明导管在主动脉夹层的假腔内。

4 第1幅视频见主动脉增宽，窦底形状改变，可见主动脉内膜片随心跳左右摆动，拍击造影导管呈"死亡芭蕾"样跳动，此时导管在假腔内。

5 第2幅视频可见明确的内膜片结构随心跳左右摆动，视频后期可见造影剂进入主动脉内另一个腔隙，这里血流停滞，造影剂持续染色状态。

扫描二维码观看原始病例视频（图106-4）。

图106-4

病例 107

患者男性，44岁，突发胸痛入院。心电图见窦性心律，T波改变，无典型ST段抬高表现，无定位改变(图107-1)。

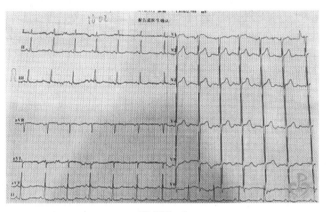

图 107-1

肌钙蛋白轻度升高，为22.4ng/L(参考范围0～19ng/L)，肌酸激酶同工酶正常。

急诊行冠状动脉造影检查发现左主干闭塞，右冠状动脉光滑无狭窄，右冠状动脉造影检查时可见左主干造影剂滞留(图107-2、图107-3)。

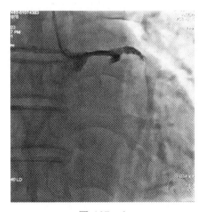

图 107-2

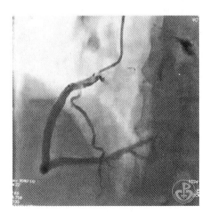

图 107-3

置入IABP，准备开通左主干。经桡动脉入路，EBU 3.5指引导管到达左主干开口，反复尝试，导丝不能通过闭塞段，造影见左主干仍是闭塞状态(图107-4)。

反复尝试不成功，感觉左主干影像奇怪，撤回指引导管在主动脉内造影：主动脉增宽，主动脉外侧缘单独管腔显影，与内侧管腔形成明显分隔，动态视频可见到间隔带动导管左右摆动。高度怀疑主动脉夹层(图107-5)。

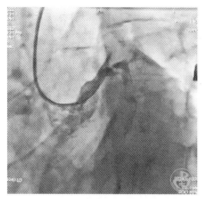
图 107 - 4

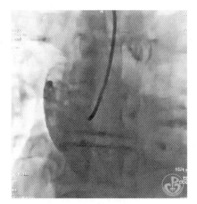
图 107 - 5

下台行主动脉 CTA 检查，果然明确为主动脉夹层！

海昌教授点评，下列迹象提示主动脉夹层：

1　胸痛患者急性心肌梗死诊断不典型：心电图不典型，肌钙蛋白轻度升高，肌酸激酶同工酶阴性。

2　左冠状动脉造影检查发现左主干闭塞，造影剂滞留，为主动脉夹层表现。

3　左冠状动脉造影及左主干 PCI 过程中造影发现窦底形状改变。

4　主动脉增宽。

5　指引导管在左主干造影可见主动脉分层改变，将主动脉分成真、假两腔。

6　CTA 检查明确诊断。

扫描二维码观看原始病例视频(图 107 - 6)

图 107 - 6

病例 108

　　患者男性，52岁，突发后背疼痛伴胸闷、大汗半小时入院。心电图提示窦性心律、下壁导联 ST 段抬高、前壁导联 ST 段压低（图108-1）。

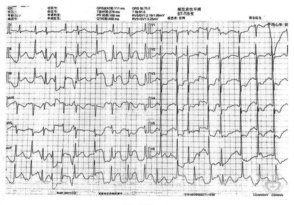

图 108-1

　　入院诊断为急性心肌梗死。急诊行冠状动脉造影检查：左冠状动脉呈弥漫不规则病变，前降支近端中重度狭窄。左冠状动脉造影检查可见窦底形状改变（图108-2、图108-3）。

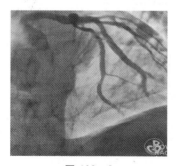

图 108-2

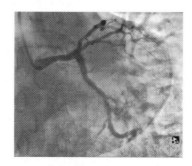

图 108-3

　　反复尝试，找不到右冠状动脉开口，导管在主动脉内大幅度摆动，呈"死亡芭蕾"样跳动（图108-4）。

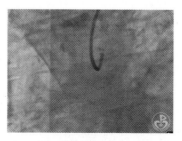

图 108-4

导管朝左注射造影剂，可见造影剂在不同腔隙内流动，最终流入右冠状动脉，显示右冠状动脉管腔正常，但仍不能分辨右冠状动脉开口具体位置(图108-5、图108-6)。

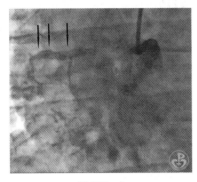 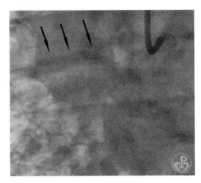

图108-5　　　　　　　　　　　　图108-6

导管朝右注射造影剂，并没有找到右冠状动脉。造影显示主动脉增宽，导管在主动脉内摆动(图108-7)。

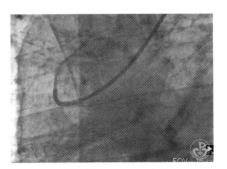

图108-7

海昌教授点评，下列迹象提示主动脉夹层：

1　心肌梗死患者胸痛伴后背疼痛。

2　左冠状动脉造影检查示窦底形状改变。

3　找不到右冠状动脉开口。

4　导管在主动脉内大幅度摆动，呈"死亡芭蕾"样跳动。

5　非选择造影检查可见右冠状动脉正常。

6　主动脉增宽。

7　主动脉被分隔成真、假两腔。

扫描二维码观看原始病例视频(图108-8)。

图108-8

病例 109

患者男性，40岁，持续胸痛1小时入院。

入院查体：血压93/49mmHg（左上肢）、90/52mmHg（右上肢）。心电图检查提示Ⅱ、Ⅲ、aVF导联ST段抬高（图109-1）。

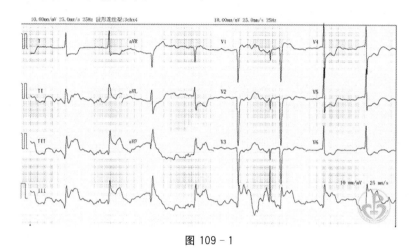

图 109-1

诊断为急性下壁心肌梗死。

入院后行急诊PCI。右桡动脉入路，5F AR MOD造影导管在主动脉弓处，送至升主动脉困难，泥鳅导丝辅助下送至升主动脉。造影显示造影导管左右摆动明显，考虑主动脉夹层可能。行升主动脉造影可见造影剂双腔影，高度怀疑主动脉夹层，结束手术（图109-2至图109-5）。

术中患者持续烦躁，升压药物应用下血压102/62mmHg。该患者转入心外科后猝死。

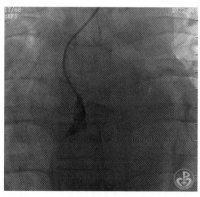

图 109-2

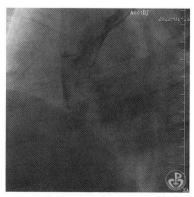

图 109-3

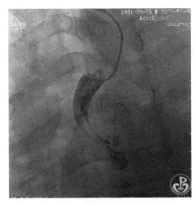

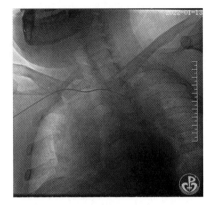

图 109 - 4   图 109 - 5

海昌教授点评，下列迹象提示主动脉夹层：

1 造影导丝进入升主动脉困难。

2 导管左右大幅度摆动，呈"死亡芭蕾"样跳动。

3 左、右冠状动脉都找不到开口。

4 主动脉瓣大量反流。

5 窦底形状改变。

6 主动脉造影可见造影剂在真、假两腔内流动。

7 主动脉增宽。

扫描二维码观看原始病例视频(图 109 - 6)。

图 109 - 6

病例 110

患者男性，58岁，胸痛1小时入院。患者约00：30开始出现胸痛不适，位于胸骨中段，范围为巴掌大小，无向他处放射，伴恶心、呕吐，呕吐胃内容物1次。症状持续不缓解。患者自行来院，来院途中出现短暂意识障碍1次，持续约5分钟，家属途中予胸外按压后恢复意识。患高血压病多年，最高165/95mmHg。吸烟30余年，平均20支/日。

入院查体：体温36.3℃，脉率49次/分，呼吸22次/分，血压85/60mmHg。神志清楚，发育正常，对答切题，全身湿冷。肺部听诊呼吸音粗糙，无明显干、湿啰音。心脏查体心律齐，各瓣膜听诊区未闻及明显杂音。入院心电图见窦性心律，前壁导联ST段压低，T波倒置（图110-1）。

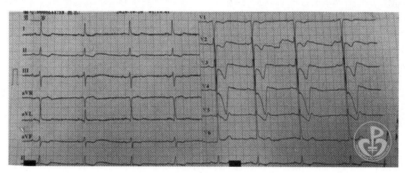

图 110-1

01：57患者送达导管室。行急诊冠状动脉造影检查：左冠状动脉足位造影发现回旋支开口闭塞，随造影剂冲击狭窄消失，造影结束时，前降支造影剂排空，回旋支造影剂滞留（图110-2至图110-4是同一视频的不同帧，扫码观看视频更明显）。

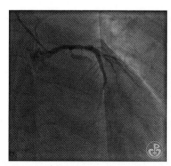
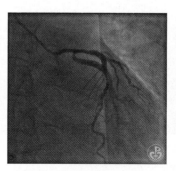
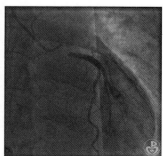

图 110-2　　　　　　　　图 110-3　　　　　　　　图 110-4

准备开通回旋支闭塞病变。EBU指引导管到位，工作导丝轻松通过病变，抽吸后血流没有恢复（图110-5、图110-6）。

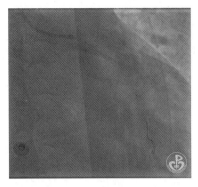
图 110 - 5

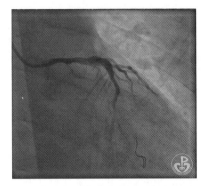
图 110 - 6

抽吸后回旋支血流较造影时更差，患者血压低，置入 IABP。3.0mm 球囊扩张回旋支开口，扩张后血流仍未恢复(图 110 - 7、图 110 - 8)。

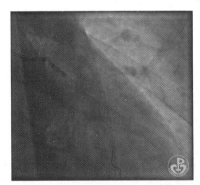
图 110 - 7

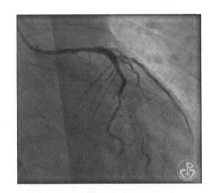
图 110 - 8

再次抽吸、球囊扩张，冠状动脉推注硝酸甘油、硝普钠、腺苷等药物，血流均不能恢复，造影发现前降支近段狭窄加重(图 110 - 9)。

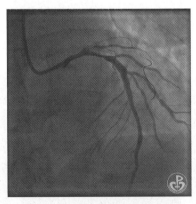
图 110 - 9

决定在左主干到回旋支植入 4.0mm 支架。支架释放后恢复 3 级血流(图 110 - 10、图 110 - 11)。

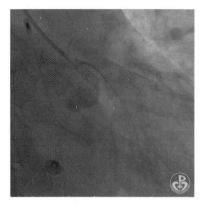

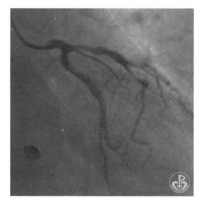

图 110 - 10   图 110 - 11

回旋支 4.5mm、前降支 3.0mm 球囊在主干分叉处完成对吻扩张（图 110 - 12）。
最后完成右冠状动脉造影检查，发现右冠状动脉开口轻度狭窄（图 110 - 13）。

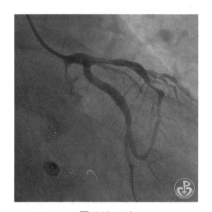

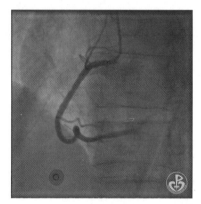

图 110 - 12   图 110 - 13

术后患者胸痛症状一度缓解，心电图表现好转，但低血压状态好转不明显。术后
第 3 天患者在完善心脏彩色超声检查时发现升主动脉增宽，无心包积液，进一步完善
主动脉 CTA 检查后确诊为主动脉夹层。至此，谜底揭开（图 110 - 14、图 110 - 15）。

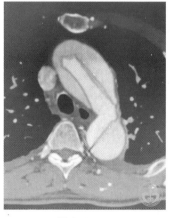

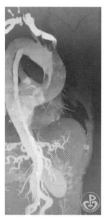

图 110 - 14   图 110 - 15

海昌教授点评，下列迹象提示主动脉夹层：

1　心肌梗死伴有新发的神经系统障碍表现。

2　非典型 ST 段抬高心电图表现。

3　左冠状动脉造影检查示左主干、前降支近段压迫样轻度狭窄。

4　回旋支开口闭塞，造影时造影剂冲击可以解除局部闭塞，造影结束后前降支排空，回旋支造影剂滞留，这种现象是由于主动脉血肿压迫回旋支开口造成的局部活瓣样改变导致的特殊现象。视频终生难忘。

5　术后心脏超声发现主动脉增宽，CTA 检查确诊主动脉夹层。

扫描二维码观看原始病例视频（图 110 - 16）。

图 110 - 16